Mitos y realidades
sobre el

TDAH

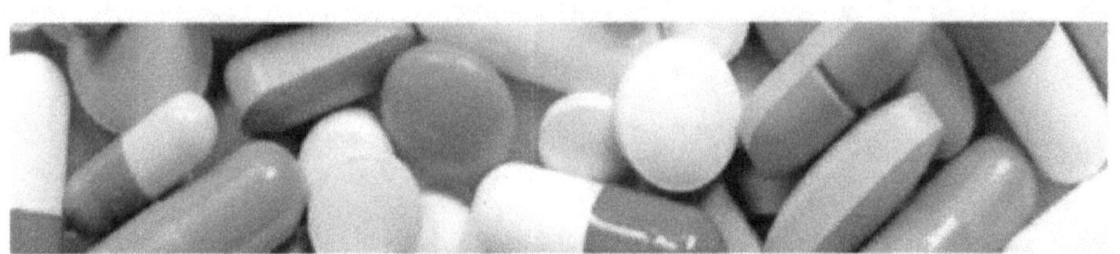

Jaume Guinot Zamorano

INTRODUCCION

En los últimos años hemos visto proliferar un concepto que para la mayoría de la población era desconocido, pocos sabían de que le hablaban y solo algunos sabían a ciencia cierta algo más o menos real sobre el tema, incluido en este caso entre los psicólogos. Hablamos del TDAH o las siglas que definen dos patologías distintas pero que se consideran unidas: Trastorno por Déficit de Atención e Hiperactividad.

La sociedad actual tiene una velocidad que, a menudo, es excesivamente rápida para poder tener tiempo de adaptarse a ella. En este entorno los adultos tenemos dificultades que intentamos sobrellevar con nuestras posibilidades, pero por otro lado están los niños, que dotados de muchas menos herramientas, necesitan de mayor apoyo para poder adaptarse a un mundo, a veces, excesivamente complejo. En ocasiones estos niños no son capaces de alguna manera de adaptarse a estas nuevas situaciones que les afectan, ni pueden afrontar el estrés de una vida no hecha para ellos, ni los adultos transmitirles seguridad, y es entonces cuando se disparan y aparecen determinadas patologías como en este caso pueda ser la Hiperactividad o el Déficit de atención.

Muchos padres dirán que sus hijos han sido siempre así, que no han tenido ni que relacionarse con el entorno para que este tipo de problemas puedan aparecer, y tendrán su parte de razón, porque podemos estar ante niños que son más sensibles que otros, pero no me vale quedarme solo con eso, hemos de ir más allá, hemos de ir a buscar la solución, porque hay que decir claramente que estos problemas, independientemente de la opción de medicar o no, tienen solución y eso es lo que pretendo explicar en este libro.

Aquí vamos a hacer un recorrido por estas dos patologías, analizando su origen y causas, y las formas en que se pueden tratar, pero siempre con la visión desde la esperanza de que la salida es posible, de que se puede mejorar mucho y aliviar el sufrimiento de esos chicos y chicas.

También sabemos que hay adultos que sufren esta patología y también los tendremos en cuenta durante este libro, porque no por el hecho de ser menos son menos importantes, y también merecen nuestra referencia.

Cuando hablo de realidades y mitos, y hago este comentario a menudo en la consulta a los padres, algunos me miran con sorpresa y preguntan que quiero decir con eso de los mitos. Todos sabemos que hay algunas realidades que podemos ver sobre estas patologías, podemos ver sus efectos y su funcionamiento, pero hay muchos mitos, y con ello me refiero por ejemplo a quienes piensan que la única solución es la medicación, quienes nos plantean que en todos los casos esto es algo genético o de nacimiento, quienes creen que nada pueden hacer desde casa, o quienes creen que el entorno del niño y el tipo de vida que lleva no les afecta.

En resumen vamos a ir en positivo. Vamos a ir hacia adelante. Vamos a dar soluciones. Vamos a dar posibles salidas a este problema.

Siempre digo que vamos al médico por un simple constipado y al psicólogo por una pulmonía, porque esperamos a menudo demasiado en acudir ante la sospecha de que algo no funciona bien y eso hace los problemas más difíciles de resolver, por lo tanto también me gustaría tomar este libro más como prevención, que no como solución ante problemas que se han enquistado y que se convierten en difíciles de gestionar. Cuanto antes se empieza a tratar un problema, más sencilla es su solución.

Aquí quiero pues aclarar estos temas y poner negro sobre blanco las posibilidades de tratamiento que podrá tener el problema.

Para los que no tienen idea de que se refiere o que se pretende decir con el nombre de TDAH o Trastorno por Déficit de Atención con Hiperactividad, estamos hablando de dos trastornos diferenciados, que en ocasiones se consideran como unidos, pero no siempre será así y por ello a lo largo del libro dedicaremos apartados conjuntos y otros por el contrario que estarán separados.

Cuando estamos hablando de estos síndromes (que no enfermedades) nos tenemos que referir al DSM-IV-TR (Diagnostic and Statistical Manual of Mental Disorders) que es el manual que desde la asociación americana de psiquiatría se edita, en este caso en el año 2000, y que refiere todas las patologías, indicando los criterios que se deben de seguir a la hora de diagnosticar una u otra, con unos mínimos que debe de cumplir el paciente para poder afirmar que existe tal patología. A tener en cuenta por si alguien tiene la curiosidad de leerlo que hablamos de un manual para profesionales de la psicología, ya que en ocasiones las diferencias entre una u otra patología puede crear confusión, y que los niveles de determinada afectación también hacen o no que hablemos de una o de otra patología, puesto que una persona puede estar dentro de ese cuadro clínico pero sus niveles son demasiado bajos para dar un diagnostico.

De momento y como criterio general para que entendamos que es un niño con hiperactividad daré una serie de indicaciones que servirán no como diagnostico, esto en ningún caso, sino como indicativo de que puede ser el momento de acudir a un profesional de la Psicología para que evalué la posible validez de los síntomas y recomiende los pasos a seguir.

Primero de todo nos centraremos en la primera parte del síndrome, en el Déficit de atención y los mínimos que nos marca el DSM-IV para poder dar ese diagnostico o sospechar de él. Para poder hablar de un niño con déficit de atención tenemos que tener presentes en la persona, como mínimo, seis de los siguientes síntomas durante más de seis meses, en niveles que estén fuera de lo que sería de esperar para la edad de desarrollo.

❋ ❋ ❋

-A menudo no presta atención a detalles, tiene descuidos y comete errores en la escuela, casa, juegos, trabajos u otras actividades.

-A menudo presenta dificultad en la concentración en cualquier tipo de tarea o juego

-A menudo da la impresión de no estar escuchando cuando se le habla.

-A menudo no sigue las instrucciones que se le dan, no termina tareas en la escuela, o cualquier otra tarea. No existe conducta oposicionista, ni hay falta de entendimiento.

-A menudo le cuesta organizar las actividades (agenda, deberes, citas)

-A menudo rechaza o se niego a hacer tareas que requieren de un esfuerzo mental

-A menudo pierde cosas que necesita, juguetes, lápices, libros, herramientas.

-A menudo se distrae fácilmente.

-A menudo es olvidadizo en tareas cotidianas.

* * *

Llamará la atención del lector el hecho de que aparece mucho el tema de los juegos y de los juguetes, pero es que hay que tener en cuenta que esta patología se diagnostica mayoritariamente en menores a partir de los 6 años, y que es bastante rara en adultos, que son una parte residual de los afectados (un 2-3% del total según la mayoría de estudios).

Ahora nos centraremos en aquello que el DSM-IV nos dirá para poder sospechar de la existencia de un problema de hiperactividad, independientemente de los primeros que he relatado para el déficit de atención.

Para poder decir que el niño parece tener hiperactividad también debería de cumplir los puntos que desarrollamos a continuación. Si el niño cumple los primeros y los segundos estaremos ante un niño que sufre un tipo combinado. A tener en cuenta que si solo cumple estos segundos estaríamos hablando de un niño con hiperactividad pero sin déficit de atención.

También hay que tener en cuenta que entre los que cumplan los criterios de hiperactividad diferenciaremos entre los que presentan o no impulsividad según los criterios que marcare posteriormente.

Parece complejo, y lo es realmente, pero ahora solo estamos haciendo una introducción que posteriormente profundizaremos.

Los síntomas del diagnostico de la hiperactividad son.

* * *

-A menudo juguetea con las manos y los pies y se retuerce estando sentado.

-A menudo se levanta de la silla, y tiene dificultades para permanecer sentado

-Corre y trepa con frecuencia en lugares inoportunos. En el caso de adultos se produce inquietud.

-A menudo se le hace difícil jugar o disfrutar de las actividades recreativas.

-A menudo parece que le hayan dado cuerda.

-Habla demasiado, incapaz de mantenerse en silencio.

Los síntomas que añadimos para diagnosticar impulsividad a la hiperactividad. Puesto que la hiperactividad puede ser con o sin impulsividad serian los tres siguientes básicamente.

-Da respuestas sin esperar a la respuesta.

-A menudo le cuesta esperar su turno, respetar colas o aceptar demoras.

-A menudo interrumpe a los demás.

* * *

Pero claro está todo esto es una seria de datos que hay que tener en cuenta que los psicólogos posteriormente tienen que valorar para ver si realmente existe o no un problema o no.

Hay que tener en cuenta, como dato básico, que para valorar este tipo de problemas se requiere que el menor este por encima de los 6 años y que lleve un mínimo de 6 meses cumpliendo los criterios, además de que no existan problemas diagnosticados, y subrayar lo de diagnosticados entre otros:

-Problemas de trastorno generalizado del desarrollo.

-Inteligencia Límite

-Dislexia o problemas del lenguaje.

Más adelante profundizare más en este tema y explicare algunos de los posibles trastornos que podrían confundir un diagnostico claro de TDAH.

Muchas veces se habla de la aparición conjunta de diversas patologías en un mismo niño, y es posible, la existencia de ellas, aunque también es común que pese a no cumplir totalmente el diagnostico de las mismas nos digan que tiene trazas de una o de otra.

Seguramente leyendo la parte anterior, más de una persona se ha dicho a si misma que ella ha sufrido este problema, o que ha visto este problema en su hijo, y es posible que así sea, pero esto son tan solo las pistas que nos deben indicar la posibilidad de la existencia de un problema, pero en ningún caso esto es algo que nos sirva para diagnosticar, para ellos necesitamos muchos más datos.

Es habitual que en algunos casos podamos observar conductas que serán encasillables en este trastorno, pero sin tener en cuenta las variables, es decir que podemos estar ante una apariencia.

Siempre que alguien me dice que esto no es así le invito a leerle la descripción del DSM-IV de un síndrome bipolar, o de una esquizofrenia, y que piense si en algún día de su vida no podía encajar en ese trastorno, y ciertamente todos hemos podido estar en esos casos...no realmente, pero nos lo ha parecido, porque los humanos buscamos en cualquier situación el similitud y el encaje y eso podría parecerse o encajar.

Lamentablemente en nuestro día a día en la consulta me encuentro con que muchas personas vienen ya con lo que ellos consideran que es un diagnostico, por diversas razones, pero desde luego no porque se lo haya dicho un psicólogo, sino porque se lo ha contado el vecino, el médico de cabecera, el profesor o simplemente porque ellos mismos ya lo han visto. En ningún caso esto puede ser considerado como valido, porque no ha habido el estudio necesario y las pruebas que nos ratifiquen el síndrome. El hecho de tener conocimientos en medicina no hace que ninguno de nosotros podamos diagnosticar una enfermedad, y lo mismo sucede con la psicología aunque todos estamos acostumbrados a escuchar que la gente diga con naturalidad "estoy deprimido" sin valorar que lo que esa persona tiene muchas veces es una simple tristeza pasajera que no es ni diagnosticable.

Se dice que hay un 2-3% de la población que estaría dentro de lo que podría ser el TDAH, aunque personalmente creo que es una cifra muy exagerada y alimentada más por intereses económicos de las farmacéuticas interesadas en vender medicaciones, para mi poco saludables, de las que ya hablare, que no de una realidad. Estamos pues ante algo que afecta a una cantidad de población muy pequeña. Y muchos se preguntan a estas alturas que hace que parezca que haya tantos niños con este problema, y mi respuesta es que a mi modo de ver una de las razones es la presión de padres que buscando una solución inmediata a los problemas del niño, o adultos que no quieren esperar, se encuentran con médicos o psicólogos que ceden ante la presión, y diagnostican TDAH, cuando se debería de ir más allá y profundizar todo lo necesario.

Así pues la intención es que al terminar de leer este libro todos los que lo hayan hecho tengan claro que es y que no es, y que puedan acudir con mucha más información y orientación a la consulta del psicólogo, para resolver el problema, y para confirmar las sospechas, porque recordemos una vez más que sin un buen diagnostico no es más que una sospecha.

HISTORIA DE LA HIPERACTIVIDAD Y DEL DEFICIT

Jaume Guinot

DE ATENCIÓN.
EL ORIGEN

Muchas personas creen que cuando hablamos de TDAH hablamos de un tema muy moderno y de esta época, y esto es parcialmente cierto en cuanto al termino, pero no en cuanto al fondo, y es que ya hay referencias a trastornos parecidos que empiezan prácticamente en los inicios de la psicología e incluso antes, ya por el año 1863.

La primera mención se hace por parte del alemán Heinrich Hoffman, en una rima traducida como la de Felipe el enredador, que básicamente describe a un niño que no paraba un minuto y que no hacía nada de lo que se le decía.

"-Felipe, para, deja de actuar como un gusano,

La mesa no es un lugar para retorcerse.-

Así habla el padrea a su hijo,

Lo dice en tono severo, no en broma.

La madre frunce el ceño y mira a oro lado

Sin embargo no dice nada.

Pero Felipe no sigue el consejo,

Él hará lo que quiera a cualquier precio.

Él se dobla y se tira,

Se mece y se ríe.

Aquí y allá sobre la silla:

-Felipe, estos retorcijones yo no los puedo aguantar."

(Quinetero-del Álamo, Correas, & Quintero-Lumbreras, 2009 pp. 7-8)

Claro está que en este caso también podríamos estar hablando de un niño simplemente malcriado como dirían las abuelas, pero hay que fijarse en la pista de la primera línea, cuando nos habla de un niño "que no deja de retorcerse" y posteriormente cuando nos dice "se dobla y se tira, se mece y se ríe", hechos que nos hacen pensar en algo más que un simple problema de educación por ser movimientos extraños y comportamientos muy poco usuales.

Anteriormente a esta primera mención no es que el problema no existiera o no apareciera, ya que muy posiblemente a lo largo de toda la historia de la humanidad este tipo de problemas ha existido de una u otra manera, solo que se le llamaba de otra manera. Podemos decir que ya en 1798 se describe por Alexander Crachton una enfermedad de atención que hoy está ligada a lo que sería el espectro autista y que fue descrita como la incapacidad de atender con constancia. Esta referencia además nos vuelve a dar de nuevo una pista de la facilidad con la que podemos confundir diferentes trastornos.

En 1897 será Bourneville en Francia quien en un libro sobre el tratamiento pedagógico describe a niños con importantes déficits de tipo cognitivo e intelectual. Estos niños, que parece, tenían inquietud psicomotora, inatención, e indisciplina pero que respondían a las demandas de sus padres. En esta escuela francesa no se enfoca tanto el problema por la parte de la hiperactividad, sino más bien desde el punto de vista de la educación. En este sentido que podemos entender que en 1905 el mismo autor describa la figura del escolar inestable como aquel que tiene dificultades para aprender por su dificultad por prestar atención y añade que pueden ser "brillantes en algunas áreas y nulos en otras". Lógicamente en estas descripciones podían estar hablando de niños que estarían en cualquier trastorno del desarrollo, incluido el espectro autista.

En 1901 Dennor le da el nombre de Corea Mental. Un trastorno que presentaba según el autor una afectividad débil, un déficit en la inhibición conductual y la atención sostenida y una necesidad constante de movimientos y de cambios en postura.

Posteriormente en 1902, en que en el Reino Unido , George Still y Alfred Tredgold lo que se considera como la primera descripción ya científica y rigurosa, que fue publicada por el Real Colegio de Médicos (hecho que hace que algunos consideren que la mención anterior no es válida y por lo tanto que hay que iniciar la historia en 1902). Ellos hicieron una descripción de hasta 43 niños que tenían problemas de atención, o lo que los definieron como "defecto del control moral" en tanto que tenían problemas para mantener las conductas que se considerarían como normales en niños de su edad. A tener en cuenta que Still lo que describe en sus estudios es que esos niños han adquirido el problema tras lo que él consideraba que era una enfermedad mental aguda, y por lo tanto no algo que aparece de la nada y sin motivos, sino que justamente el ya estaba buscando en ese momento la causa y motivación del trastorno. Así pues y a partir de esa presunta lesión cerebral definió tres tipos clínicos: los que presentan grandes lesiones cerebrales, los que tenían antecedentes de traumatismos craneoencefálicos y las encefalitis no detectables con el diagnostico habitual.

En 1913 se busca delimitar la hiperactividad como síntoma o como síndrome. Durot en 1913 expondrá que la hiperactividad es un síntoma propio de niños con "retraso mental, anemia, alteraciones digestivas, cardiacas, epilepsia y corea". Dupre, que es considerado el padre de la psiquiatría infantil o paidopsiquiatría define la hiperactividad como un desequilibrio motor. Pero en 1914 Heuyer en la tesis "Los niños anormales y los delincuentes juveniles", marca la hiperactividad como un síndrome.

En 1917 y en los Estados Unidos tras un brote de encefalitis epidémica por influenza virus se describieron una serie niños que tras esta infección cerebral tenían un cuadro caracterizado por la hiperactividad y por la impulsividad parecido al modelo de Still. Tenían además un cuadro de retraso mental y se podrían considerar dentro del modelo de trastorno negativita desafiante. Como se puede ver es un cuadro similar a una hiperactividad pero que en este caso tenía como causa un daño cerebral producido en dicha epidemia.

En 1926 Smith propuso abandonar el término de Lesión Cerebral Mínima sustituyendo la Lesión por Disfunción. El hecho de tener déficits neurocognitivos específicos no deja de ser, para él, un indicativo de ese posible daño aunque no sea relevante.

En los años 30 los estudios del comportamiento en niños de la epidemia de 1917 se propuso el uso de estimulante para tratar a los niños hiperactivos, consiguiendo curiosamente la calma de esos pacientes (algo que hoy en día se sigue haciendo).

En los años 50 surge bajo la idea de esta disfunción cerebral se empieza a utilizar el Ritalin (medicamento conocido por su uso aun en la actualidad). También la APA, Asociación de Psiquiatría Americana, hace aparecer este síndrome en su manual de diagnostico DSM

No será hasta los años 60 en que se abandona la idea de la lesión orgánica, que había tenido gran fuerza en los años 30 y 40, y se empieza a pensar en que estamos hablando de una disfunción. Se considera que si ese daño ha existido en algún momento, o bien ha sido mínimo o bien no ha dejado consecuencias.

Clemens, en 1966, definirá la disfunción como un trastorno en la conducta que causa problemas de aprendizaje en los niños, con comportamientos vinculados a hiperactividad, inatención e impulsos con origen posiblemente en algún trastorno del sistema nervioso central. Siguiendo esa misma línea, en 1981, Barkley afirma que no se puede atribuir a retraso mental, psicosis, o alteraciones neurológicas, sino una disfunción mental que aparece entre los dos y cuatro años.

Se acuña el término de Hiperkinesis que aunque en EEUU será sustituido por el del niño hiperactivo, si se continúa manteniendo en Europa y Gran Bretaña hasta los años 70.

En 1968, el DSM II refiere la "Reacción Hipercinetica de la Infancia" como un trastorno evolutivo que muestra "exceso de actividad, inquietud, distractibilidad y poca capacidad de atención, especialmente en niños pequeños, que generalmente disminuía al llegar la adolescencia". Más adelante se añaden factores como impulsividad, inatención, baja tolerancia a la frustración, agresividad y distractibilidad. En 1980, el DSM pasara a denominarlo ya como "Trastorno por déficit de atención (con o sin hiperactividad)". En ese momento el TDAH tiene un gran interés y sobretodo en EEUU está siendo muy estudiado. Se están definiendo mucho los subtipos y se empieza a reconocer a finales de la década el carácter crónico de la patología, su origen biológico o genético y las dificultades en el desarrollo educativo que esto va a tener.

En la década de los 90 los avances en la neuroimagen y la genética ayudan al estudio del TDAH, que en 1994 en el DSM IV cambia de nuevo de nuevo al actual "Trastorno por déficit de atención e hiperactividad" y las conocidas siglas de TDAH con los apartados de combinado, inatento e hiperactivo impulsivo.

En el siglo XXI se ha seguido avanzando y en el año 2006 se estima que entre un 3 y un 6% de los escolares tenían este síndrome. La mayoría se trataban con medicación estimulante y no estimulante. Muchos profesionales piensan que esta cantidad de diagnósticos es exagerada mientras que otros defienden los TDAH en "la sombra" que según ellos serian los que no se diagnostican, y defienden que hablaríamos de hasta un 10% de la población.

En este momento la división se encuentra por una parte entre quienes defienden el uso de medicación, incluso como única vía de tratamiento, y quienes creemos que un tratamiento psicosocial, con el entorno y con la escuela, hace mejorar mucho a la persona que sufre el problema, hasta poder llevar una vida perfectamente normal. Aparece para mí también el problema de las enfermedades "de moda" y el exceso de información que genera el "Dr. Google" y que causa que muchas personas acudan a la consulta con una descripción clara del problema que tienen, pero ajustada más a aquello que han leído, que a la realidad, lo que puede causar este enorme número de casos diagnosticados que parecen no reaccionar a las medicaciones, de aquí la importancia del trabajo psicosocial y de la psicología clínica, para poder trabajar directamente con la persona sobre su problema y ver la realidad que le aqueja.

Posteriormente en otro capitulo hablaremos sobre los estudios que en estos momentos estan en marcha y las diferentes lineas que se estan siguiendo.

CAUSAS, ORIGEN, DEFINICIONES Y PATOLOGIAS RELACIONADAS

Lo primero que es necesario ante este síndrome es un diagnostico lo más preciso posible. Primero de todo tenemos que tener en cuenta de nuevo el hecho de que hablamos de un síndrome y por lo tanto de un conjunto de síntomas, no de una enfermedad, y que además, hoy por hoy, no hay manera de demostrar a través de ninguna prueba clínica su existencia. No estamos pues ante un trastorno que no sea real, lo es, existe como tal, pero también hay que tener en cuenta que el diagnostico está demasiado en manos de la subjetividad de médicos, padres y maestros.

Ya dije en la introducción del libro que había una serie de síntomas que debíamos de ver según el DSM IV, pero no olvidemos algunas de las cosas más importantes que tenemos que tener en cuenta.

Primero de todo tenemos que tener en cuenta que en el mejor de los casos tenemos que estar ante niños de cómo mínimo 4 años para poder empezar a tener sospechas y difícilmente diagnosticar a menores de 6 es posible, esto es causado porque estos menores pueden ser movidos o nerviosos o por el contrario podrían ser definidos como inatentos por estar de un lado a otro, pero es que en esta época de la vida el niño está experimentando, conociendo y aprendiendo, y por lo tanto el hecho de que se mueva mucho, o de que no quiera prestar atención, no significa que tenga ningún tipo de patología.

Otro hecho importante, es que hay que definir la línea entre patológico y no patológico, porque no es lo mismo estar triste que estar deprimido, y tampoco estar nervioso que estar sufriendo ansiedad, y por desgracia en la sociedad actual nos hemos empeñado en poner a todo la etiqueta, y esto es algo muy negativo. Pocas veces nos paramos a pensar el daño que puede causar las etiquetas, pero hemos de pensar en que estamos creando un posible efecto Pigmalión negativo. Para los que no conocen la historia, Pigmalión creó una estatua de la que se enamoro y a la que trataba como si esta fuera real, hasta que Afrodita decidió dar vida a la estatua para cumplir el sueño de Pigmalión. Este efecto pues, lo que defiende, es que si tratamos a alguien como lo que no es podemos terminar generando que esa persona consiga cosas para las que no está preparado, pero a la vez podemos generar en un sentido negativo que esa persona llegue a no poder hacer aquello que podría hacer, porque le hemos hecho creer que no podía. Muchos conocerán el famoso libro "El Secreto" donde se nos repite, de manera machacona, que si creemos en algo lo podremos conseguir, y será cierto, siempre que contemos con algo realista, y sobretodo, con que hagamos algo por conseguirlo. Cuando estamos poniendo pues la etiqueta a un menor de que es "hiperactivo", o que tiene un "TDAH", o peor aun le decimos que el "Es un TDAH" (con esto último será imposible que jamás pueda salir de la etiqueta porque forma parte de sí mismo. Ojo con el lenguaje!), lo que conseguimos es que la persona acepte ese rol como propio, y en lo que yo denomino un efecto Pigmalión negativo, no sea capaz de hacer cosas que podría, porque "es normal" que no pueda. Un ejemplo seria cuando a un niño, al que un profesor le ha diagnosticado frente a los padres como un TDAH (ojo que muchos padres no irán más allá y darán eso como un diagnostico), le cuesta mucho una asignatura, o por ejemplo le cuesta estar tranquilo en clase, lo que sucederá es que nadie se preguntara si tiene o no problemas en casa, o en la misma escuela, sino que asumirán que es parte de su patología. El problema es que ellos mismos, por duro que le suene a alguno, acuden a consulta y te dicen no entender en clase y no poder comprender un texto porque "tengo déficit de atención" (el niño ya ha asumido como propia la etiqueta y no hace ningún esfuerzo porque "soy así", simplemente terrible).

Hoy en día, se da por bueno que el TDAH tendría una base genética, por lo que existiría una predisposición a tener la patología, que podría pasar a padres a hijos, pero esto no es algo determinante, sino que es tan solo una predisposición, no una seguridad, tiene que haber algo que haga que aparezca o no esa patología, e incluso en el caso de que aparezca se podrá tratar. Para que todos me comprendan, hoy en día tenemos en el caso del alcohol como reconocido el hecho de que hay hasta 5 genes que predisponen a ser alcohólico:

-Alteración del locus DRD2.

-Alteración de las enzimas del metabolismo del alcohol.

-Mutación del gen OPRM1.

-Alteración del NPR1

-Alteración del gen CHRM2.

La alteración en estos puntos nos da un 34% de posibilidades, en la población general, de padecer alcoholemia, pero siempre que pongamos a la persona en disposición de que eso sea así, porque si esa persona vive y crece en un ambiente donde no hay cultura del alcohol, se mueve con gente sana entre sus amistades, y tiene un ocio alejado del alcohol, nada de eso será posible. Lo mismo sucede en el caso del TDAH donde la posibilidad de sufrir el síndrome si los padres lo tienen se eleva hasta un 20-76% de la población.

Detonantes que pueden hacer aparecer el problema pueden estar en el embarazo, en falta de oxigenación en el parto, en complicaciones en los primeros meses de vida, pero también en el estilo de vida, en el entorno familiar, y en el tipo de sociedad en la que vivimos.

Cuando hablamos del ritmo de vida, y de cómo esto resulta un detonante para que aparezcan o no estas patologías, lo que tenemos ante nosotros es que la sociedad actual, con un ritmo acelerado, donde todo va demasiado deprisa, genera problemas de ansiedad y estrés a menudo en menores que no pueden adaptarse a esos ritmos, y que pueden llegar a generar finalmente, como respuesta un problema de TDAH. En estos momentos los niños no acceden como lo hacían antes a espacios seguros donde poderse desarrollarse como parques o jardines, dado que muchas veces los padres no pueden o no hay en la zona donde residen o se mueven. También el hecho de que ambos progenitores tengan que trabajar, cosa imposible en muchos casos de modificar, hace que sean ellos quienes más paguen las consecuencias. Desde el punto de vista de la pediatría se quejan amargamente que el hecho de que haya tantos niños con alergias es consecuencia de que estos no se manchan, no se ensucian en la tierra, donde se enfrentaban a múltiples pero pequeñas infecciones, y esto afecta, finalmente, a un sistema inmune que no sabe defender el cuerpo, o lo hace cuando no toca. Y este mismo problema sucede ante un menor que debería de poder jugar, tener su espacio, socializar más allá del ratito del patio de la escuela. Los padres tienden a las actividades programadas y marcadas, que crean en ocasiones gran ansiedad en los menores.

También se habla de los problemas ambientales como causa del desarrollo del TDAH. Javier Hernández Covarrubias, especialista en medicina ambiental y otorrinolaringología en unas declaraciones a Noroeste.com (2008) decía que *"El déficit de atención y la hiperactividad ha aumentado un 400 por ciento en los úúltimos 20 años... esto se debe a la susceptibilidad genética y la influencia del medio ambiente que está muy contaminado. Tenemos que cambiar nuestra manera de vivir, tenemos que ser más ecológicos por un lado, desintoxicarnos por otro, no usar químicos, tener cuidado con los hongos y las ondas electromagnéticas, y lo segundo que podemos hacer es nutrirnos bien con alimentos orgánicos, antioxidantes y ácidos grasos esenciales".* Y todo esto puesto que hay que tener en cuenta que todos los tóxicos tienden a acumularse en las zonas grasas, y siendo el cerebro el órgano que tiene en proporción más.

A continuaciónón, explicaba que los productos químicos tienen una afinidad por la grasa y que es precisamente el cerebro, el órgano que se compone de más cantidad de grasa. Por esta razón, es el cerebro, el que más químicos puede llegar a contener, razón por la cual puede un niño cambiar de comportamiento, mostrar falta de atención o hiperactividad, entre otros problemas.

También se ha visto que hay una afectación en cuanto al movimiento, es decir que los niños que no tienen la posibilidad de moverse, correr, o gatear siendo bebes parecen generar mayores problemas en la edad adulta y mayor predisposición a disparar de mayores este tipo de problemas.

Cuando hablamos de los problemas en casa, hay que tener en cuenta que un menor es, para el mismo, el centro del universo. Cuando es tan solo un bebe, podemos encontrarnos con situaciones en que este muestre irritabilidad, problemas de sueño o lloros sin control, y que no tengan una motivación clara, sino que estemos ante la respuesta a los problemas que él siente en ese momento que le rodean, porque pensamos a menudo, erróneamente, que un bebe no se entera de lo que pasa a su alrededor, y esto es cierto en tanto que no puede interpretar en su totalidad aquello que ve o escucha, pero hay que tener en cuenta que no totalmente, puesto que si bien es cierto que no está comprendiendo lo que está pasando a su alrededor, por otro lado, lo que sí está pasando es que es capaz de captar las sensaciones y las emociones, las energías, de aquellos que se mueven a su alrededor y viendo que no son positivas, responde atrayendo la atención hacia él, como una forma de evitar que esas situaciones se produzcan. Cuando el menor sigue creciendo, y hasta bien entrada la adolescencia, ese tipo de comportamiento subconsciente se sigue produciendo, dando como respuesta un comportamiento que bien podría ser clasificado como de hiperactivo. Es conveniente pues, antes de diagnosticar un problema de hiperactividad, ver cuál es el ambiente en esa casa, como por parte de los padres tener en cuenta que al permitir y mantener ese tipo de ambientes familiares, están generando el caldo de cultivo ideal para este tipo de problema posterior, u incluso otros como podrían ser depresiones, problemas de comportamiento, trastornos de la personalidad o inadaptación a su entorno.

Otra cosa que necesita un niño, es que se le den responsabilidades, que le den cosas que él pueda asumir, que pueda desarrollarse conforme a su edad y generar una autoestima, pero más importante una adaptación al medio, y sobretodo, a la manera de enfrentarse a él, que va a reducir mucho el estrés que todos sabemos que el mundo causa, ya no digamos visto desde el punto de vista de un menor, al que se le está presionando para llegar a todo. Cuando una madre con un niño de 11 años acudió a mí, hace ya un tiempo, con un menor diagnosticado de TDAH, pero sufriendo también de un problema de Alcoholismo fetal, una de mis primeras preguntas fue sobre las tareas que el menor tenía en casa o las cosas de las que se ocupaba, y la madre con sorpresa me decía que al ser hiperactivo no podía dejarle hacer nada, ante el miedo de lo que podría hacer, o los problemas que podría causar. En este caso el problema ya había aparecido, y estaba allí, y el detonante no había sido el que el niño no tuviera responsabilidades, cosa que si le afectaba en su desarrollo normal, sino que había una causa de alcoholismo fetal de la madre biológica (el estaba entonces con una familia de acogida). De todas maneras el ir haciendo un trabajo de fondo de ir dando pequeñas tareas, asumiendo roles nuevos, y poco a poco ayudando a enfrentarse al mundo si permitió que por lo menos la parte de impulsividad, que estaba a dando enormes problemas en la escuela, quedara de alguna manera anulada.

Si son muchas y diversas las causa que pueden llevar a que aparezca este síndrome, hay que tener en cuenta que no son menos las patologías que se podrían confundir, y que tenemos que tener en cuenta para no errar en el diagnostico, y poner como he dicho esa etiqueta que afectara a todo el futuro y la vida de la persona.

En ocasiones, tengo la sensación, que el TDAH se está convirtiendo en el cajón de sastre de muchas patologías distintas y no patologías también. Parece que cualquier cosa a la que no sabemos qué nombre darle, o simplemente que suena a eso, la metamos en el saco, sin hacer las comprobaciones oportunas. Hace unos meses una profesora de un colegio cercano, ante mi invitación a una charla que hacíamos en el centro sobre el TDAH, me respondió que no era necesario que ella asistiera porque era un tema en el que ella estaba "muy puesta, y que ya lo sabía todo lo que hacía falta saber". Esta misma persona me hablaba de que en su clase había hasta 8 niños con TDAH, es decir, lo que sería un 33% de la población, un 1000% más de la media oficial. Es pues importante, además de saber que puede causarlo, que sepamos que debemos descartar para no meter en el saco aquello que no es, aunque pueda parecer.

Hace unos años hablábamos de una enfermedad que, al igual que el TDAH, hasta entonces era desconocida por casi todos, como era la Fibromialgia, enfermedad solo conocida por aquel pequeño grupo de personas que la padecían, pero que de pronto empezó a aparecer como una "enfermedad de moda" en que cualquier mujer que padecía un dolor articular del tipo que fuera automáticamente pensaba tener fibromialgia, y lo peor es que acudía al reumatólogo con el diagnostico ya hecho por sí misma en casa, y esto genero un problema que aun dura, puesto que los médicos se encontraban ante tener que separar y descubrir, las personas que en realidad padecían otra enfermedad, pero que tan convencidas estaban de esa patología que incluso podían pasar por tenerla, a veces con graves consecuencias, porque mientras que por ejemplo para una artritis podemos tener un tratamiento determinado, hay que tener en cuenta que los tratamientos de Fibromialgia son tan solo paliativos y no tiene hoy por hoy cura la enfermedad. Yo mismo tengo, en casa, un papel donde dicen que tengo Fibromialgia, firmado por la reumatóloga de la seguridad social que me recomendó solicitar en la misma visita una invalidez, por suerte para mí un error (almenos síntomas no tengo ninguno). Así pues, aquí vamos a indicar alguna de las patologías o situaciones más comunes que podrán originar que exista un mal diagnostico, y de rebote un tratamiento que no sea adecuado.

En un adulto, la falta de sueño provoca problemas de somnolencia diurna, pero en un menor esta falta de sueño causa problemas de irritabilidad, peor rendimiento escolar y menor concentración. Según el Dr. González Pi de la Clínica Quirón de Valencia, el 15% de los niños a los que se diagnostica de hiperactivos están mostrando un problema de sueño. El problema según este doctor seria el hecho de que los niños se adaptan muchas veces a los horarios de los padres y no al revés, inevitable dirán muchos, pero algo que hemos de tener presente que genera consecuencias.

Hace unos meses, en otro sentido, leía un artículo de un conocido pediatra bloguero, el Dr. Santi, que refiriéndose a lo dicho en un congreso de pediatría, contaba que se había visto que había una relación entre la madurez del menor y la posibilidad de ser diagnosticado de TDAH. Así explicaba que en un estudio en Canadá se había visto en menores de 6 a 12 años, que los más pequeños de una clase tenían más riesgo, hasta un 30% los niños y un 70% las niñas, de ser diagnosticado de TDAH. El motivo es que la falta de maduración puede mostrar en apariencia síntomas que serán parecidos a los que podría tener un menor que realmente si tiene TDAH. De nuevo volvemos a la importancia de los 6 meses antes del diagnostico final, y por lo tanto de la medicación si fuera necesaria.

LOS SINTOMAS DEL TDAH BAJO LA LUPA

Ante he hecho una breve reseña, a partir de lo que dice el DSM IV, de lo que son los síntomas del TDAH, pero ahora voy a profundizar más en ellos para que tengamos una idea más clara.

Insistir, una vez más, que con todos estos datos, a no ser que seamos profesionales de la psicología, lo mejor es acudir a consulta para poder valorar, investigar, ver, y tratar en el caso de que esto sea necesario. En este sentido pues hay que ser muy cautos, y tener pies de plomo antes de dar por valida ni siquiera la hipótesis, por las repercusiones que ya he dicho antes que podría tener en el futuro de esa persona.

Empezando de nuevo con el déficit de atención, ya he dicho que hay que valorar una serie de síntomas que tienen que tener como mínimo un periodo de 6 meses para que se puedan dar por validos dentro de este diagnostico. Como ya he dicho hay que tener en cuenta que hoy en día aunque algunos centros de psicología las usen, no hay ningún tipo de prueba diagnóstica que nos diga al 100% que estamos ante un déficit de atención.

* * *

En el déficit de atención tenemos:

-A menudo no presta atención a detalles, tiene descuidos y comete errores en la escuela, casa, juegos, trabajos u otras actividades.

No hablamos pues de errores de despiste, que serian propios según la edad del menor, ni tampoco de la falta de habilidad que podría tener. No es tan solo que sea un niño que pinte mal o que por ejemplo escriba las letras o los números del revés (problema que a menudo se soluciona solo en edades tempranas), ni tampoco del hecho de que sea movido o que le sea difícil prestar atención en cosas que no le interesan (eso nos podría costar a todos) sino incluso en cosas que le gustan como juegos, donde podremos ver incluso que se enfada consigo mismo por no conseguir determinadas cosas o haber olvidado donde esta tal o cual juguete.

-A menudo presenta dificultad en la concentración en cualquier tipo de tarea o juego.

Es decir que no es capaz de mostrar concentración ni en cosas, como decía antes, que son de su interés. Veremos que en cualquier juego, por ejemplo jugando con otros niños a la pelota, mostrara dificultades para continuar de manera normal con el juego y fácilmente estará pendiente de otras cosas. En las tareas de casa, veremos niños que les cuesta mucho ponerse con sus deberes, que no son capaces de poner los vasos en la mesa sin descontarse o que fácilmente pueden guardar cosas donde no toca, no por ir deprisa que sería algo común, sino porque ni han prestado atención, de hecho no saben ni donde están.

-A menudo da la impresión de no estar escuchando cuando se le habla.

Este punto es importante tener claro en qué momentos pasa esto. Una cosa es que un menor no escuche cuando está en sus cosas y otra distinta, cuando incluso mirándote a los ojos no es capaz de saber que le estás diciendo. Esto por si solo nos muestra un problema de procesamiento de la información, que si es continuo en el tiempo debería de ser analizado con calma.

-A menudo no sigue las instrucciones que se le dan, no termina tareas en la escuela, o cualquier otra tarea. No existe conducta oposicionista, ni hay falta de entendimiento.

No estamos ante un niño que contradice o se niega, y sabe, en este caso que se le está pidiendo que haga, otra cosa distinta es que a la hora de repetir esas instrucciones es cuando aparecen los problemas, porque es incapaz de seguirlas de manera correcta. De la misma manera que es incapaz de hacer un ejercicio en la escuela, sería incapaz de poner la mesa, montar un puzle o montar un juguete que así lo requiera.

-A menudo le cuesta organizar las actividades (agenda, deberes, citas)

En muchos casos, vemos que la persona es capaz de tener algo anotado en la agenda, y que incluso sabe que ha anotado si se le pregunta, pero cuando se le pregunta porque no se ha hecho sabiendo que estaba allí anotado, es cuando aparece el problema y cuando no sabe porque no se ha hecho. Las citas no se anotan pese a saber que luego no las recordará. Los deberes se pueden olvidar, incluso después de tenerlos hechos, lo que causa castigos que son innecesarios.

-A menudo rechaza o se niego a hacer tareas que requieren de un esfuerzo mental.

Esto se relaciona también con el punto anterior, en que decía que no anotan las cosas en la agenda a pesar de saber que no lo recordaran. De la misma manera cualquier otra tarea que requiera de un esfuerzo mental de orden y de procesamiento ordenado, de pasos, se convierte en un autentico quebradero de cabeza, y por lo tanto imaginemos en este punto a un adulto que padece el síndrome y que pretende llevar por ejemplo un negocio propio y podemos imaginar cómo será su gestión.

-A menudo pierde cosas que necesita, juguetes, lápices, libros, herramientas.

No hablamos solo de cosas que no importan demasiado por su valor para él, cómo podrían ser un libro una libreta, sino que esto mismo sucede incluso con juguetes a los que podrá tener muchísimo aprecio, pero a los que en determinado momento no sabrá donde guardo. No confundir con lo que hacen algunos niños de decir que no encuentran algo simplemente para tener atención y que les ayuden, sino que en este caso no es posible de encontrar. A menudo no es tan solo que lo guardo, sino que simplemente no presto atención en su cuidado y pudo dejarlo en cualquier lugar, incluso en la calle. Hay que entender que el estar al cuidado de las cosas requiere de un mínimo cuidado de las mismas.

-A menudo se distrae fácilmente

Quienes tienen cerca a una persona menor o no con déficit de atención sabrán lo difícil que es que esa persona preste atención sobre cualquier cosa, desde un juego, un libro o una película. No es que no quiera estar atento, sino que sin ser consciente desvía la atención hacia otro punto y luego a otro y así sucesivamente. Es habitual ver casos en que mantener la atención es imposible más allá de unos segundos o minutos en el mejor de los casos.

-A menudo es olvidadizo en tareas cotidianas

Este punto es evidentemente más visible en adultos con el síndrome más que en niños. En menores han de tener una cierta edad para que nos demos cuenta, y no sirve de nuevo aquellas cosas que no le gustan, porque si vemos un menor que se olvida de lavarse los dientes podría estar evitando aquello que no le gusta, pero cuando hablamos de ponerse los pantalones del derecho, de salir de casa sin chaqueta con frio o olvidar la cartera repetidamente en la escuela. Recordar que estos puntos tienen que suceder en como mínimo dos espacios distintos y por lo tanto el mero hecho de cumplir tan solo alguno de los puntos no tienen ningún valor en cuanto al diagnostico.

❉ ❉ ❉

Estos serian pues los puntos que deberá de cumplir un menor o adulto para poder decir que tiene un déficit de atención. Recordar que serian un mínimo de seis de ellos.

A continuación vamos a entrar en los puntos que determinan la existencia o no de hiperactividad. Antes de ello, dejar claro que podemos ver distintos tipos de síndrome y por lo tanto la persona podría presentar tan solo los puntos que ya hemos mencionado, lo que sería un déficit de atención sin hiperactividad. También podemos tener el que cumplía los anteriores y cumplirá los siguientes y que sería un tipo combinado, es decir que tiene Déficit de Atención con Hiperactividad, pero queda un matiz porque ahora veremos que además los puntos que marcan la hiperactividad habrá una diferenciación entre los que tienen o no impulsividad. Estas diferenciaciones serán importantes de cara a como después se tratara a cada uno de ellos y que no será de la misma manera.

❉ ❉ ❉

Los síntomas del diagnostico de la hiperactividad son.

-A menudo juguetea con las manos y los pies y se retuerce estando sentado.

No hablamos de nuevo de unos movimientos normales de

cualquier persona, sino que estamos hablando de movimientos muy extraños, exagerados, que pueden ser rítmicos, y donde incluso puede hacerse daño. Por más que se le requiera esforzarse en estarse quieto le es imposible de hacerlo.

-A menudo se levanta de la silla, y tiene dificultades para permanecer sentado

Al igual que en el punto anterior no hay una capacidad de control del movimiento y la necesidad del mismo es impulsiva, sin control, y sin razones que tengan que justificarlo. Cuando se le requiera estarse quieto veremos la enorme presión que esto le está causando y como esto le resulta casi imposible. De nuevo estamos ante movimientos automáticos y sin control de la persona.

-Corre y trepa con frecuencia en lugares inoportunos. En el caso de adultos se produce inquietud.

En este caso la diferencia entra adultos y niños estaría clara. Cuando he tenido un menor así en la consulta los he visto incluso en que los padres tenían que bajarlos del respaldo del sofá, y esto en un lugar que no le es conocido, no en su casa. En el caso de los adultos es innumerable en la misma situación la cantidad de veces que pueden llegar a modificar su postura en el sofá.

-A menudo se le hace difícil jugar o disfrutar de las actividades recreativas.

Intentar jugar con ellos a cualquier juego que tenga una sola norma se hará extremadamente complicado, incluso jugando a la pelota veremos que si el rol es pasarla esto no irá en ocasiones más allá de uno o dos toques de pelota. No es solo el hecho de que no quiera jugar, porque aunque quiera jugar veremos comportamientos que podríamos definir como nerviosos que le impiden la normalidad del juego.

-A menudo parece que le hayan dado cuerda.

Esta definición un tanto extraña esconde el hecho de estar ante personas que no son capaces de estar quietos, pero además que no se les termina la energía, siempre tienen que hacer algo más y su comportamiento puede ser para quienes les rodean estresante porque no descansan ni un momento. Es imposible con estas personas ver una película con tranquilidad, o compartir un rato de relax.

-Habla demasiado, incapaz de mantenerse en silencio.

Aquí el problema es que no respetan turnos, cortan conversaciones y molestan, más que lo que puedan decir, puesto que si la persona habla sobre aquello que no debe seria otro tipo de trastornos distintos. Aquí la persona no podrá estar en una reunión de varias personas sin estar constantemente dando su opinión, sea esta o no oportuna.

Vistos estos síntomas que serian los que nos determinan a alguien con hiperactividad tendríamos aquellos que además nos determinan si la persona sufre o no de impulsividad.

-Da respuestas sin esperar a la respuesta.

Parecido al caso anterior, ya que la persona no es capaz de esperar turno ni para responder. No podremos pues decir que vaya a un sitio que ya está en marcha sin saber ni a donde va. Nos preguntara algo y antes que respondamos ya está actuando.

-A menudo le cuesta esperar su turno, respetar colas o aceptar demoras.

Aquí lo más visible normalmente, sobretodo, es la no aceptación de las demoras, puesto que si algo lo quiero lo quiero ahora mismo y no me sirve que sea en cinco minutos, ni en un rato. Podemos tener niños con rabietas porque a las 10 de la noche han decidido que es buena hora por ejemplo para ir a PortAventura y no aceptan que sería mejor ir un fin de semana. En las colas sobretodo del colegio es fácil notar a los niños más impulsivos porque intentan estar el primero para poder entrar a clase, incluso utilizando la violencia y la agresividad para conseguir su objetivo.

-A menudo interrumpe a los demás.

Al igual que en el caso de las respuestas y de las conversaciones este interrumpe constantemente. No hay que confundir en el caso de los menores con que estos no tengan el habito de respetar su turno por ser pequeños o porque los padres no le han marcado unos límites necesarios. En este caso pese a que se han puesto normas, que se ha dicho una y mil veces, sigue interrumpiendo sin que sean motivos de urgencia, sino simplemente porque ha pensado una cosa y tiene que lanzarla en ese mismo momento.

Con todos estos datos se valora desde el psicólogo si hay o no un problema real de TDAH, se hacen las pruebas que nos aporten más información sobre la valoración si fueran necesarias, se aplican las correcciones que sean necesarias y si fuera necesario se derivaría a los servicios médicos y al psiquiatra que tendrá que recetar y controlar la medicación que sea necesaria.

NO ES TDAH PERO LO PODRIA PARECER

A menudo como he dicho hay patologías que podrían confundirse desde el punto de vista de un no experto con lo que sería un TDAH y por lo tanto aquí hare una recopilación de las más frecuentes y de las pistas que debemos tener en cuenta para descartar una de otras.

Daremos pues algunas pistas de cada una de esas patologías y de lo que puede hacer confundir el problema. Ante la duda lo mejor es acudir a un profesional experto en psicología y que este haga una valoración lo más ajustada posible del tema. Si notamos que nuestro hijo tiene algunos rasgos de estas patologías lo mejor será descartarlo.

ALTAS CAPACIDADES. SUPERDOTACIÓN

Uno de los problemas que de salida dan más problemas, y más se confunden con problemas por déficit de atención, es el de los niños con altas capacidades, o como nos llamaban en mi época, superdotados. En ocasiones vemos a menores, sobretodo con problemas de atención, y que de salida nos podrían cuadrar en un cuadro genérico de déficit de atención y incluso de impulsividad, puesto que son incapaces de mantener la atención en clase, no siguen explicaciones, y a menudo no son capaces de estar presentes en los trabajos que están proponiendo los profesores. El problema de estos menores es que están sufriendo un problema por tener altas capacidades. El menor o adulto con altas capacidades puede aparentar este problema, puesto que cuando le enfrentamos a tener que llevar un ritmo de aprendizaje al mismo nivel que el resto, este lo que hace es, que aprovechando sus capacidades, capta en breve tiempo aquello que se le está explicando y acto seguido como el ya lo ha entendido pues simplemente procede a desconectar de aquello que se le dice. Es habitual también que este tipo de casos terminen en las consultas de los otorrinos porque se podría pensar que tendrían problemas de sordera al no escuchar, en apariencia, al profesor o incluso que tengan que ir al oculista porque se piense que podrían tener problemas de visión. Es también habitual por su problema de disincronia entre la edad mental y física, que remita problemas de hipersensibilidad, requiriendo de su entorno mayor intensidad emocional e intelectual. También es habitual que pregunten de manera continua y durante todo el día, quieren saber todo y nunca tienen suficiente. Es habitual también la obsesión por la perfección, donde nunca nada es suficiente y esto les retrasa en su trabajo. El sistema educativo no está preparado para ellos, y esto causa muchos problemas de frustración y de comportamiento que pueden hacer pensar en los síntomas de un TDAH.

INTELIGENCIA LÍMITE.

Si en un extremo teníamos a los superdotados, en el otro extremo de la escala de inteligencia tenemos a las personas que sufren una inteligencia limite, y que por lo tanto aunque tendrán problemas similares a los anteriores, pero en un sentido bien distinto. Estos menores tienen dificultades en su aprendizaje que es más lento no solo a nivel verbal, sino también en las actividades de cuidado personal y en aprender las normas.

Se detecta por estas dificultades, pero sobretodo porque ante una prueba de coeficiente de inteligencia su resultado estará en o por debajo de 70, cuando la media seria de 100, que significa que la persona está en un nivel de normalidad.

Esto también causa que la persona le cueste aprender y recordar, por lo que podemos pensar que no atendía. Tiene dificultades en la comprensión de órdenes, normas sociales o en las consecuencias de sus acciones y finalmente le cuesta pensar de manera lógica.

Son personas que requieren de una atención mayor para poder salir adelante en su etapa escolar, aunque eso no significa que no puedan llegar lejos en esos estudios, la única diferencia es que va a necesitar mucho más apoyo y más esfuerzo, pero no hay que dejarlos jamás por inútiles.

DISLEXIA

Es el trastorno más común entre los del lenguaje escrito. Las personas que lo padecen se caracterizan por tener lectura y escritura pobres. La lectura de las palabras no es global, sino por silabas o por sonidos. Pueden sustituir, invertir letras, o sustituir a la hora de leer. No son capaces de descifrar y entender la palabra en sí misma. Cuando escriben pueden sufrir disgrafia, dificultad parar la caligrafía, además de dificultades para las normas de ortografía y sustitución de palabras o letras.

En los más pequeños de 5 años se puede ver la dificultad para pronunciar, dificultades del habla con poco vocabulario, retraso en el desarrollo del habla, falta de atención y dificultad en seguir instrucciones. También veremos dificultades motrices, de memoria, de trabajo con herramientas y de control con la comida.

Hasta los 11 años podemos ver en la escritura más claramente ese cambio de letras, números, palabras, y también que continúan los problemas tanto con los sonidos como con las palabras, que pronuncia con dificultad. Al tener poca coordinación motora la caligrafía es deficiente. Como también lo es la gramática y por supuesto la ortografía. Puede presentar graves problemas en el aprendizaje de las matemáticas. La comprensión lectora es pobre. Es posible que sigamos viendo problemas de motricidad y uso de herramientas. En ocasiones aparece problemas con el conocer las horas, o fechas.

Más adelante, podremos detectar las dificultades de concentración que nos parecerán déficit de atención. Vemos dificultades de atención, de comprensión de conceptos e información, dificultades de planificación del tiempo y no es capaz de entender discusiones. Evitara tanto escribir como las matemáticas, mostrando bloqueos emocionales y no le gusta tener que entrar en ambientes o grupos que les son desconocidos.

TRANSTORNO GENERALIZADO DEL DESARROLLO

Es un trastorno que cubre diversas categorías distintas: Síndrome Autista, de Rett, de Asperger y Trastorno desintegrativo de la infancia y generalizado del desarrollo no especificado. En este caso los vamos a unir, aunque son trastornos distintos y merecen su espacio propio dentro del TGD porque solo estamos buscando describir sus puntuales similitudes con el TDAH. En todo caso su diagnostico tiene que estar hecho tras un estudio profundo y profesional.

Este tipo de trastornos tienen en común lo que se conoce como la triada de Wing, que consiste en que el afectado tiene trastornos de comunicación verbal y no verbal, trastorno en sus relaciones sociales y intereses restringidos / conductas repetitivas. Algunas de estas patologías varían de intensidad y de grado a lo largo de la vida de la persona. También en ocasiones las podremos escuchar definidas como trastornos del "espectro autista" donde se engloba no el autismo, sino una diversidad de trastornos. En este sentido, hay que decir que el DSM IV es, a mi modo de ver, en ocasiones demasiado laxo en el diagnostico, porque no se exige tantos síntomas como por ejemplo seria en el caso del TDAH para aceptar un diagnostico. En ocasiones puede darse conjuntamente con alguno de estos trastornos, pero recordemos como algo muy importante que las etiquetas nos han de servir sobretodo para saber que tratar y como tratar, pero que en sí mismo no soluciona nada.

El hecho de encontrarnos con problemas del lenguaje hablado y escrito, la ausencia de mímica o de humor puede confundir con una falta de atención. A menudo hay una forma de comunicarse extraña y directa. Los problemas sociales que esto provoca también pueden generar respuestas más o menos altisonantes que recordarían una impulsividad.

Los centros de atención restringidos, pero sobretodo las conductas repetitivas pueden ser interpretadas como otros trastornos. Hay actividades de recuento, estereotipias gestuales, tics, muecas y otros que incluso recuerdan un TOC.

Es una enfermedad que a menudo, como en el TDAH, tiene origen genético y por lo tanto hereditario.

TRANSTORNO OPOSICIONISTA DESAFIANTE

Estamos ante un patrón mantenido en el tiempo de conducta negativita, desobediente y hostil hacia cualquier figura de autoridad. En general somos muchos los que realmente lo consideramos como un trastorno de conducta, que si bien es cierto que aumenta las posibilidades de convertirse en el adulto en una personalidad antisocial, no tiene porque ser así.

Curiosamente casi el 75% de los casos, que representan un 2-3% de la población general, son pacientes previamente diagnosticados con TDAH y es una de las patologías que se da más veces unidas a este síndrome.

En este problema, las conductas se ven con tan solo 2 o 3 años con un menor que se encoleriza, no respeta a los adultos a quienes discute, no respeta las normas ni las ordenes, molesta deliberadamente (al contrario que un TDAH que lo haría inconscientemente), es rencoroso y vengativo, y tiende a atacar a otros por sus errores. Todo esto causa problemas graves socialmente, en su entorno y en la escuela.

Hay que tener en cuenta que si dentro de estos comportamientos antisociales nos encontramos comportamientos de robos, crueldad o daño físico a otros deberíamos dejar de lado la posibilidad de este diagnostico.

ANSIEDAD, DEPRESIÓN Y BIPOLARIDAD

Todos los que alguna vez hemos sufrido un problema de ansiedad y de depresión, sabemos que en ambos casos esto nos ha puesto en una situación en que nos ha costado mucho podernos centrar en nuestras actividades diarias, nos cuesta recordar que teníamos que hacer (muy propio del estrés) y nuestro comportamiento esta alterado. Pensemos que cuando hablamos de adultos, tenemos una capacidad de gestionar estos síntomas y usar las herramientas aprendidas para superarlos, cosa que los menores no tienen, y normalmente canalizan esos problemas de manera patológica con actitudes disruptivas con su entorno, o incluso atacándose a sí mismo, con autolesiones. Pero si nos ceñimos a la parte de la atención veremos que puede estar aparentando un déficit de atención, e incluso podría pasar el filtro del DSM IV en el sentido que se puede alargar más allá de los 6 meses necesarios para el diagnostico.

Los trastornos depresivos pueden confundirse con el TDAH, ya que los niños tienden a manifestar enfados y descontentos con conductas de movimiento, y con falta de concentración. Además en adolescentes vemos irritabilidad, oposición, impulsividad y falta de respeto por las normas, cosas que nos podrían hacer pensar en un TDAH. Hay que estar atentos porque en estos casos la aparición es espontanea y no es algo de siempre.

El trastorno bipolar sucede cuando pasa de fases depresivas a estados de euforia con exceso de actividad, energía, alegría o irritabilidad, no necesita dormir, se altera el habla y el pensamiento. No es habitual que coincida con un TDAH conjuntamente, sino que un TDAH puede desarrollar con los años una bipolaridad. Aquí sí que el tratamiento farmacológico es inapelable y necesario para el control de los brotes.

AMBIENTE

Ya lo dije, pero es importante descartar problemas ambientales, y esos son los que se producen en casa por problemas de relación, de comunicación y de tensión familiar, también los que puedan producirse en un colegio que no sea adecuado para él.

Hay que valorar esos aspectos y modificar esos espacios para eliminar esas causas. Sin poder actuar y cambiar roles en familia y escuela es muy posible que siga presentando los síntomas aun sin tener un TDAH.

Hay como dije al principio otro tipo de trastornos que se podrían asociar o crear confusión con respecto del TDAH, pero realmente son mínimos los casos que podemos encontrar, y normalmente vienen asociados a casos que ya por su gravedad tanto el médico como el psicólogo detectaran rápidamente que estamos hablando de otra cosa. Es posible encontrar problemas como la esquizofrenia infantil o el conocido como "alcoholismo fetal" que se encuentra en hijos adoptados en especial que provienen de Rusia. También problemas de aprendizaje y desarrollo en niñas que han venido de China, donde la vida que lleva un menor en un orfanato está más próximo a lo que esperaríamos encontrar en una granja que a un centro con menores. Así pues hablamos de casos extremos y que ya por su origen nos da pistas de aquellos problemas que podrían presentar.

Ante la duda siempre le digo a todo el mundo que apliquemos la "navaja de Ockham" que aunque ciertamente es un principio de economía, que no de la ciencia, y que no tiene validez científica si nos sirve para nuestro propósito que es que ante la contingencia de dos posibles soluciones la más sencilla tiene muchas más posibilidades de ser la correcta. En nuestro caso tomemos el hecho de que si nos encontramos ante un menor que parece tener problemas de atención y vemos que hay problemas graves en casa, haremos caso de Ockham y optaremos primero de todo por tratar el problema de la casa viendo como esto le está afectando a él y si después de esto sigue presentando otros problemas iremos a ver si cumple los requisitos para el déficit de atención o por el contrario tenemos que seguir por otra vía.

TDAH EN ADULTOS, POCOS PERO NO MENOS IMPORTANTES.

Depende de la fuente donde se busca los datos sobre el TDAH en adultos son bastante distintos, pero si me gustaría dejar referencia sobre el tema. Ellos también están afectados y tienen problemáticas distintas de la de los menores, puesto que ellos no pueden entrar en las soluciones que más adelante vamos a plantear en cuanto al tratamiento de estas personas en sus diferentes ámbitos. Los tratamientos con adultos con TDAH son mucho más fáciles en la consulta puesto que ellos mismos tienen la madurez de ser capaces de trabajar y controlar aquello que les sucede.

De los niños que han sido diagnosticados de TDAH prácticamente un 60% a los 16 años y más de un 80% a los 18 años dejaran de tener el síndrome, cosa que no significa que dejaran de tener trazas del síndrome o algunos síntomas concretos, pero ya no serian diagnosticables, ni requerirían de la medicación, no serian pues en este sentido enfermos crónicos. Se dice que hasta un 60% de los adultos que han tenido un TDAH en la infancia siguen manteniendo trazas de la enfermedad en la edad adulta, y aproximadamente un 30% de ellos podrían cumplir algunos de los criterios diagnósticos. Son datos que dicho así suenan enormes, pero tenemos que tener en cuenta que hablamos de aquel aproximadamente 3% de la población general que decíamos que tenían un TDAH y por lo tanto siguiendo estos datos vemos que los afectados adultos por el TDAH no llegarían al 1% de la población.

Cuando hablamos de afectación se sabe que el TDA en adultos, y según este mismo estudio anterior de la OMS, es más común en hombres que mujeres y también que aparecen más problemas a nivel de trabajos que requieren un nivel técnico, que en aquellos que ocupan puestos de ejecutivos y gerentes. En cambio la edad no es un valor a tener en cuenta para tener o no TDAH y de aquí que es posible que aparezca o se dispare en edades adultas.

El TDAH en el adulto no tiene los mismos efectos que tenía en un niño. En el caso del adulto lo que más se puede detectar a simple vista es que la persona tiende a llegar tarde al trabajo, a eventos importantes, es desorganizado, pierde cosas constantemente, olvidan citas y fechas importantes de trabajo o personales. Por otro lado al igual que en el caso de los niños los que padecen además de déficit de atención hiperactividad, estos tienen dificultades porque son tremendamente inquietos, les cuesta muchísimo relajarse, no son capaces de concentrarse en la escritura (no confundir con un disléxico), les cuesta hacer procesos manuales que requieran concentración (como seria montar un puzle o una maqueta) y las habilidades matemáticas.

Si en la infancia he hablado de que hay que tener cuidado con los falsos diagnósticos y con discriminar aquellas enfermedades que podrían parecer y no ser, en la edad adulta esta cantidad se multiplica muchísimo, primero de todo porque no es lo mismo la vida de un niño que vive en un entorno más o menos controlado que la de un adulto que tiene a su cargo responsabilidades, trabajo, familia e hijos en algunos casos. Al igual que en los niños también habrá que tener muy en cuenta que estas personas pueden tener antecedentes no conocidos de patologías psiquiátricas, incluso del propio TDAH. También que es posible que esta persona no haya sido nunca diagnosticada, simplemente porque sus comportamientos han sido justificados por madres o entornos protectores que no han dado mayor importancia a comportamientos que deberían de haber sido analizados en la infancia. No sería la primera ni ultima vez, que un adulto de incluso cuarenta años cruza la puerta de la consulta para decirme que cree que sufre una hiperactividad y me explica como eso hasta ese momento ha sido aparcado por un entorno que le decía que no le diera importancia a todo lo que le pasaba.

Es importante la detección temprana, y sobretodo el tratamiento temprano de los problemas, no solo para esta, sino para todas las patologías que requieren de una intervención psicológica o psiquiátrica. No es lo mismo tratar de salida cuando el problema aparece y vamos corrigiendo que hacerlo cuando la persona lleva incluso años conviviendo con ellos y algunos de los síntomas han generado incluso comportamientos asociados para poder evitar el problema, pero que a la hora de tratarlo no hacen sino causar más problemas, porque además de corregir hay que eliminar los comportamientos inadecuados. La mejor manera de tratar a una persona con TDAH para sacar el mayor provecho de el seria dividiendo tareas, explicando y asegurando que se ha dado por enterado, utilizando muletas como podrían ser papelitos recordatorios, anotaciones, mensajes de móvil o alertas.

Las doctoras Young y Braham del KingsCollege de Londres han creado su propio modelo de intervención en adultos con buenos resultados, porque la terapia psicológica es la mejor vía para poder potenciar y gestionar los cambios conductuales, cognitivos, sociales y emocionales que la persona necesita. Otro punto importante es el valor de la familia, que representa, al igual que seria para los menores, un apoyo vital para la recuperación social de la persona. Hay que hacer también en estos casos un trabajo con ellos para orientar en el proceso y sus consecuencias, para contener y tratar los problemas consecuencia de la situación que aparezcan y animarles en seguir adelante para hacer mejorar a la persona.

Por lo que respecta a la medicación alopática es parecida a la que más adelante veremos que se utiliza en el caso de los menores. También veremos que existen alternativas naturopaticas y tratamientos alternativos con buenos resultados.

El TDAH mantenido en el tiempo llega a tener consecuencias físicas, lógicas porque la mente no es algo que este desligado del cuerpo sino que van unidos de la mano y por lo tanto lo que pasa "arriba" acaba afectando a todo lo que hay por "debajo". En concreto estas personas tendrán mayor propensión tanto al tabaquismo como a las adicciones en general, y sus consecuencias en la salud de la persona que son bien conocidas por todos. También su ritmo acelerado e vida produce problemas físicos a todos los niveles, muscularmente con propensión a contracturas y lesiones, problemas de estomago como ulceras, cardiacos, y en general todos los propios de lo que conocemos por "personas nerviosas".

En el caso del adulto algunos expertos en alimentación creen que tomar alimentos ricos en proteínas como nueces, carnes, pescado, judías y huevos mejoran la concentración. Por otro lado se recomienda sustituir los carbohidratos simples por complejos como podría ser la pasta de grano entero o el arroz integral, esto último para ayudar a mejorar la salud y controlar los cambios de humor.

En el plano mental, hay que tener en cuenta los múltiples problemas que esta persona puede tener como consecuencia del síndrome. La persona puede tener problemas en casa y en el trabajo como consecuencia primero de todo de sus cambios de humor. Estas personas pueden llegar a pasar por múltiples rupturas de pareja y despidos, que generaran estrés, frustración y pueden llegar a fuertes depresiones, según afirma David Goldberg de la Organización Mundial de la Salud. Es común también en estas personas que en tengan baja autoestima (son comunes las personas son fuertes problemas de celos o inseguridades) y un escaso o nulo control de la ira.

Hay que tener en cuenta que el hecho de que hablemos de adultos hace que esto tenga un mayor coste social, a nivel de empleo. Los trabajadores que padecen TDAH, según una encuesta de la OMS y la Universidad de Harvard, pierden, de media, un mes de trabajo al año, medido desde el punto de vista de su productividad total. Estas personas solo en un 50% son capaces de mantener una posición en su trabajo sin la necesidad de tener que estarse moviendo de su lugar, frente a un 72% de personas que serian capaces de hacerlo sin tener TDAH. Esto además de los problemas que genera en el trabajo que esté haciendo en ese momento podrá generar en los siguientes dado que si en la escuela a un niño con bajo rendimiento se le trata, a nivel laboral simplemente se le despide y en el siguiente trabajo la historia se vuelve a repetir de nuevo.

Cuando hablamos de adultos no todo es malo, también podemos hablar de cosas positivas. Estas personas pueden ser creativos, divertidos, y capaces de gestionar esa altísima actividad en algo productivo. Si bien es cierto que es difícil la convivencia con ellos en el día, si podemos adaptarnos un poco a sus ritmos podremos estar más tranquilos.

LA CASA COMO PILAR FUNDAMENTAL

Tanto en los TDAH como fuera de estos casos es importante todo lo que pasa en casa, porque es uno de los espacios de relación y de educación. Es imprescindible el trabajo de los padres, algo que no se puede delegar a otros, algo que es necesario en el crecimiento de los menores porque sin ello podemos tener asegurado que antes o después aparecerán los problemas ya sea de conducta, de relación o emocionales.

Cuando a unos padres les dicen que su niño tiene o podría tener un TDAH sus reacciones son diversas. Mientras que algunos automáticamente lo dan por hecho y piensan que no quedara más remedio que medicar, otros asumen que hay un problema, y que este como cualquier otro tiene que tener una solución, o como mínimo tenemos que buscarla. A los de este segundo grupo lo primero que les digo es que tenemos que cambiar los roles en casa, modificar el ambiente y hacer que este sea el mejor espacio para el menor, porque solo entonces podremos saber si realmente existe o no el TDAH, podremos descartar otras patologías y aunque esto sea así, y aunque realmente el menor tenga el síndrome podremos hacer que se sienta mucho mejo, haremos que su espacio sea ese lugar donde adatarse.

A menudo cuando se aplican estos cambios la gente recuerda a la Supernanny de la televisión, en cuanto a la velocidad con que los niños son capaces de adaptarse a las nuevas situaciones que se les presentan y como se sienten mucho mejor de lo que estaban antes.

La vida en casa con un niño con TDAH será de entrada un reto, por las necesidades especiales que este va a tener de nosotros, pero eso no significa que no podamos, sino que vamos a tener que aceptar que cuando antes empecemos con estos cambios, mejor vamos a estar, y mejor va a estar él. Cuanto más tardemos en aplicar estos cambios más tocado estará en los problemas en la escuela, en los problemas sociales, y en su autoestima.

Vamos pues a empezar.

Es importante que haya orden en la casa. En este sentido es muy importante que tengamos un programa, horarios, y actividades que marquen una rutina. A todos nos sirven y nos ayudan para estar tranquilos, pero en el caso de que lo que tengamos delante será menores con problemas de conducta, emocionales o de discapacidad, estos se ven mucho más afectados por las rutinas y por lo tanto veremos rápidamente como este nuevo sistema genera en ellos mucha más paz. Si el desorden y el caos generan ansiedad, imaginemos que supone para una mente que ya tiene unos altos niveles de caos incontrolable.

Hay que enseñar a hacer las cosas con calma y de manera positiva, con paciencia y teniendo en cuenta que como adultos tenemos miles de conocimientos que ellos no tienen y que no es fácil por ejemplo determinadas cosas porque no hay referencia en ocasiones de nada parecido ni por asomo. En este sentido daremos aprobación positiva al hecho de seguir las instrucciones de manera correcta y seremos duros con él cuando este muestre rebeldía, no por el contrario cuando no sea capaz de llevar a término las instrucciones de manera correcta o se equivoque, sino que por el contrario insistiremos de nuevo en repetir las instrucciones. Los padres tienen que dejar claro que son ellos los que tienen el control, pero eso no tiene que entrar en retos o en comportamientos agresivos con él, puesto que eso es lo que él podría copiar.

En el tema de esta disciplina, de la que he hablado, hay que tener claro que lo más importante es ser firme y consistente. No sirve con ser firme en unas ocasiones y no serlo en otras porque lo que el niño entenderá es que no hay una norma clara. Hay por tanto que premiar los comportamientos positivos y penar los negativos, cosa que no significa que tenga que haber violencia ni gritos, sino que con la simple indiferencia y falta de respuesta la mayoría de ellos desaparecerán. Los menores saben cuando una reprimenda o un castigo es merecido y cuando no si les damos esas normas claras. Más vale rojo un día que amarillo ciento, porque quien marca unas líneas rojas y las mantiene en el tiempo vera como tiene que reñir y castigar poco. También tengamos en cuenta que a veces los menores hacen lo que no deberían a sabiendas que tendrán respuesta negativa, solo para ver si los estamos controlando y ponernos a prueba como padres.

Muchos padres creen que una forma de trabajar con el menor que tiene TDAH es hacer que el niño se agote para que este no moleste. El hecho es que todos nosotros, y ellos no son menos, cuando llegamos al agotamiento nos volvemos irritables, y en este sentido no será una solución el cansancio, sino que será contraproducente. Lo que debemos de hacer es tener un número de actividades que sean moderadas, que puedan cubrir un tiempo prudencial y que permitan un tiempo de libertad en que se pueda dedicar tiempo a otras cosas. Es importante en general para todos los niños, pero más aun en estos casos que haya un tiempo de atención y de compartir con él. Los niños con TDAH que comparten más tiempo con su familia, y con tiempo no me refiero a horas y horas, sino a espacios de tiempo que pueden ser una hora al día entre semana en cualquier actividad, se muestran mucho más tranquilo. Es fácil en un menor generar la sensación de abandono cuando no compartimos ese tiempo con ellos, y eso se convierte en ansiedad, que no sabiendo ser gestionada se queda dentro y aumenta más y más el nerviosismo y en el caso de un niño que padece TDAH aumenta sus síntomas. Sería importante también que el menor esté implicado en el establecimientos de las reglas y normas que vamos a usar, así como en la gestión de las actividades que va a desarrollar, pero esto lógicamente se podrá hacer a partir de una determinada edad en que el tenga criterio para saber de que estamos hablando, porque lo que no es posible ni positivo, es que por ejemplo veamos a un menor de menos de cuatro años que este decidiendo que normas se marcan o no en casa, es simplemente un absurdo.

En la misma línea de lo anterior es importante que demos normas, pero también que demos responsabilidades que estén a la altura de sus posibilidades. Lógicamente le daremos una formación y le ayudaremos a llevarlas a cabo en un primer momento, pero después tenemos que marcar estas como su responsabilidad y exigir su cumplimiento integro. Seria cosas del estilo de que a un niño de 5 años se le pida por ejemplo que tenga que mantener los juguetes recogidos al terminar de jugar, o los lápices en su lugar, mientras que a uno de 10 le pediremos que tenga la cama hecha o que se encargue de guardar su ropa en el lugar que corresponda. Algunas madres piensan que se están aprovechando del niño, cuando en realidad hemos de pensar que estamos creando una estructura de vida que le va a ayudar en el futuro y en su vida diaria. Como vamos a pedirle en el momento de tener 25 años que se vaya de casa si antes nunca nadie le pidió que hiciera nada por sí mismo, simplemente habremos creado a un invalido, y no porque él lo haya querido, sino porque con nuestra educación le hicimos así. El tener responsabilidades mejora la capacidad de resolución de problemas, aumenta la autoestima y facilita el crecimiento y desarrollo mental.

Cuando las conductas no sean aceptables, tanto en el caso de las normas como de las obligaciones, debe de decirle al niño como le hace sentir eso y estimularse a que cambie esas conductas en el futuro. Estas normas además deben de tener reglas de castigo en caso de no ser cumplidas y será imprescindible que esto se haga siempre y sin excepción ni excusa.

Un punto que resulta difícil de hacer entender a los padres es el de las pantallas. Pocas cosas excitan tanto como la televisión, y ya no digamos las videoconsolas que requieren una atención permanente y total, ordenadores, móviles, y demás dispositivos. Se debe de hacer un uso racional de estos y por lo tanto hacer que en la medida de lo posible se dedique tiempo a la lectura en papel, más que a las pantallas. Si esto es importante en el caso de los menores sin ningún tipo de trastorno, esto es imprescindible en el caso de los menores con TDAH. Hay que buscar juegos, actividades o salidas fuera de las pantallas. Sabemos que en la vida actual es difícil, pero es que el cuidado del menor es una responsabilidad que uno tiene que saber que va a requerir de tiempo y de dedicación.

Para ayudarle se pueden aplicar diferentes juegos y actividades que estimulen y generen roles de control de su síndrome. Como decía al principio de lo que se trata es de que sabiendo lo que él está padeciendo le ayudemos a trabajar en positivo. Podemos por ejemplo pedirle que vaya a buscar dos o tres cosas que estén en diferentes lugares para ver que ha sido capaz de atender a lo que se ha pedido, darle un numero o una palabra que será la clave y entonces recitar muchas palabras y números pidiéndole que haga una señal si detecta la suya (podemos incrementar dificultad con 2 o 3), juegos de fichas sobre una mena que ordenaremos de determinada manera para luego desordenar y pedir que haga lo mismo, juegos con fichas de memorización, cualquier variante de estos tipos de juegos con recordatorios será bueno para él y le ayudara a ese trabajo de crear orden y formas de trabajo. Cuando veamos que el menor parece alterarse o excitarse demasiado, pensemos que los menores a menudo son muy competitivos con este tipo de actividad y quieren ser el número uno, pararemos y dejaremos descansar un minuto, no conviene ligar la actividad con los nervios, sino con la tranquilidad.

Dentro de esas actividades que hemos programado estaría bien colaborar a partir de determinada edad en actividades sociales, en algún equipo deportivo, o a partir de determinada edad en temas de voluntariado para promover una conducta cooperativa y sana. Esto dependiendo de la zona puede parecer difícil, pero siempre hay maneras de encontrar una vida para ello.

Respecto de la conducta de los padres es imprescindible que se trabaje en equipo y coordinadamente, estableciendo los mismos patrones desde los dos. Estas normas nunca se discutirán frente a él, y en el caso de que haya discrepancias sobre su aplicación esto también se deberá de hablar en privado y nunca en su presencia. Teniendo en cuenta que el niño copiara los roles de sus padres en su futuro, si el viera que se discute en su presencia, aceptara las discusiones como algo normal, y el tener que participar en ellas como un derecho, con lo que estaremos generando un embrión de los conocidos como niños emperador.

Todos necesitamos nuestro espacio en orden para poder estar bien así que demos lo mismo para nuestro niño dándole un espacio donde el pueda estudiar sin interferencias. No es bueno en este sentido que este en espacios de paso, en la cocina o el comedor, donde las interferencias serán continuas, ni donde la televisión pueda molestar. Su espacio personal tiene que estar en orden, y para ello le ayudaremos a crear la dinámica de tenerlo así, no haciéndolo nosotros, sino creando como pauta el que eso sea normal. Crearemos con él una rutina para guardar los libros, cuadernos, libros, etc., de manera que siempre sepa donde están y sea difícil que estos se pierdan. Pensemos en lo que decíamos que una persona con TDAH tiende a perder de manera inexplicable las cosas, y a ser incapaz de recuperarlas después. Para ello si hace falta crearemos claves con colores, símbolos, etiquetas y todas las ayudas visuales que sean necesarias.

Por lo que respecta a la familia que nos rodea, tíos, abuelos, primos, etc., deberán de saber cuál es el problema que está sufriendo el menor para también poder actuar en consecuencia y ayudarle cuando sea necesario. En ningún caso la patología debe de ser una vergüenza para la familia, sino asumir como algo más que esta allí y con lo que tenemos que trabajar. Si no nos avergonzaríamos de un cojo tampoco deberíamos hacerlo en el caso de un menor que sufre un TDAH.

ESCUELA COMO PUNTO DE APRENDIZAJE Y SOCIALIZACION

Otro pilar fundamental para la persona con TDAH es la escuela puesto que es el lugar donde el menor más horas al día va a estar. Es pues importantísimo que todos los que en la escuela tengan que tener relación con el sepan a qué se enfrentan, y en caso de que no tengan la formación adecuada, darles nociones sobre las pautas a seguir. También hay que tener en cuenta que en ningún caso podemos hacer recaer sobre la escuela el peso de la educación y de la gestión del problema, sino que está en cualquier caso es responsabilidad de los padres y tutores. La escuela enseña, y esa es su función principal, y hemos de entender que con una educación en que las clases llegan a tener hasta treinta alumnos es imposible de estar pendiente solamente de uno de los alumnos y controlar su comportamiento. Si previamente se hace un trabajo desde casa tal como he explicado antes, y se coordina junto con la escuela y con el psicólogo que pueda estar haciendo el seguimiento del caso, los resultados son francamente muy buenos.

Aunque en ocasiones en algunas escuelas las personas que sufren este trastorno se ven discriminadas por un profesorado que no tiene la formación adecuada para entender ni gestionar que le pasa, en otras muchas si hay un interés en dar una atención lo mejor posible a esos menores. Demasiado a menudo no se les da el apoyo que este tipo de casos necesitan, y en este sentido resulta un problema añadido, porque si se les aplica los mismos criterios que a los demás sin tener en cuenta sus dificultades lo único que se consigue es empeorar sus reacciones y agravar las consecuencias, con un fracaso escolar asegurado.

Por parte de la escuela, que suele ser una fuente de detección, hay que tener en cuenta que aunque su función no será la de diagnosticar, sí que es importante avisar a los padres cuando se detectan determinadas conductas que nos podrán dar pistas de que existe un problema en el menor que va más allá del simple ser movido, o ser un niño "maleducado", o "pasota" (como lamentablemente escuche a una profesora definir a un menor de cuatro años). Cuando un menor presenta un comportamiento que esta alterado y que está claramente fuera de las normas y del control, lo mejor es dirigirlo a los servicios propios de la escuela si existen y si fuera necesario derivar a un servicio externo que pueda valorar de manera clara el tipo de problema al que nos enfrentamos, que como dije al principio puede ser de muchos tipos, por suerte la mayoría solucionables con relativa facilidad, pero si fuera algo distinto o más grave aplicar las medidas necesarias.

Vamos a dar pues algunas indicaciones de lo que se debería de hacer en el espacio de la escuela para mejorar y sacar el máximo rendimiento de esos menores, para hacer el día a día más fácil en el aula, y por encima de todo hacer que la vida del menor quede lo menos afectada posible y evitar que muchos casos termine en un fracaso escolar y en las dificultades que la falta de formación causará en su vida.

Desde el punto de vista didáctico dentro del aula hay que ser sobretodo claro con las órdenes que se dan y marcar un ambiente positivo, destacando lo que se hace bien por encima de los errores. A los menores afectados hay que asegurarse de que entienden las instrucciones, si hace falta se deberán repetir las instrucciones hasta que haya un completo entendimiento, incluso individualmente si fuera necesario. Si hay problemas con esas explicaciones lo mejor sería usar diferente tipo de métodos, tanto visuales como auditivos a la hora de explicar, y sobretodo con la mayor claridad posible para evitar problemas de comprensión. Es importante en este tipo de casos mantener el contacto visual, puesto que si nos mira es más que posible que no nos este escuchando, eso si no usando en exceso la estimulación puesto que ponerle en el centro de mira de todos podría ser incluso contraproducente.

Al igual que es importante el ambiente en casa, también lo es en la escuela y más aun en estos casos. Hay que evitar dentro del aula las decoraciones que estén frente o a los lados de los alumnos como podrían ser carteles o dibujos, buscando focalizar la atención donde nos interesa. La ubicación será siempre en las primeras filas de la clase y lejos de las ventanas y puerta si es posible para evitar las distracciones y para controlar que nos está mirando y que esta por nosotros y no pendientes de otras cosas. También es importante que haya algún cartel con los horarios e incluso que anotemos en la pizarra recordatorios de las actividades programadas para ese día o siguientes.

Con respecto al comportamiento en clase hay que tener claro una postura común entre todos los profesores para evitar diferenciaciones que solo crean distorsión y dudas sobre qué modelo de conducta seguir por parte de los alumnos. En este sentido sobretodo con los alumnos con TDAH es importante que los castigos no sean excesivos, sino puntuales y muy concretos y ajustados a la falta. Tanto los castigos como las normas estarán hechos para premiar la conducta en positivo y reforzar estas. Es importante recordar de vez en cuando las normas y se puede crear señales que marquen un previo a la llegada de un castigo. Se pueden usar las tareas de control conductual, pero será sobretodo muy efectivo el dar mensajes positivos y de refuerzo de los comportamientos positivos que son así premiados y promovidos.

A la hora de trabajar hay que tener la mesa limpia, libre de todo aquello que no sea necesario en ese momento, para lo que si hace falta se deberá de dejar incluso tiempo extra. Los tiempos para los trabajos se irán recordando, mientras esto dura, para los más pequeños y para los mayores es importante el uso de la agenda y la coordinación con la familia para ver que esta se controla y se siguen los ritmos marcados por la escuela.

Cuando nos pongamos a hacer la actividad o ejercicio que sea con menores que padecen TDAH debemos también de tener en cuenta que sus periodos de atención son en general breves y por lo tanto hay que ir saltando de actividad a explicación y de atención a la manipulación para que nos pueda seguir a su ritmo, no al nuestro, puesto que el no puede adaptarse a nosotros. Esto alarga los tiempos de las actividades y debemos de aceptar que esto será así y por lo tanto vamos a permitir que haya ese tiempo de más. Daremos tiempos de descanso para que pueda estar más tranquilo. Debemos de tener en cuenta su necesidad de movimiento y por lo tanto lo que tenemos que hacer es crear espacios de descarga, en que el menor en un momento dado se pueda mover, y si es posible dejar que en su espacio si él quiere moverse pueda hacerlo sin crear problemas a los otros. También es importante el tipo de materiales que se utilizan, y en este caso sería bueno el uso de materiales visuales como los más atractivos y adaptados a sus necesidades.

Sera importante como último punto general tener en cuenta la evaluación teniendo en cuenta que aunque el menor es capaz de llevar a término las materias, lo que no le podemos pedir es que se ciñan a los formatos de evaluación que estamos usando con el resto de la clase, sin que esto sea una ventaja, sino una ayuda para superar su dificultad añadida.

-Hay que adaptar los formatos y los tiempos de los exámenes, incluso con soporte explicito. Es importante permitir preguntas más o menos abiertas.

-Máxima claridad en las preguntas del examen, evitando lenguajes poco comprensibles. Preguntas cortas y claras

-Evaluar de manera continua está demostrado que da muy buenos resultados y permite valorar no solo puntualmente sino todo un camino durante el curso. Es una valoración mucho más justa para ellos que no pueden dar el mismo rendimiento ante un examen.

LA MEDICACIÓN Y SUS ALTERNATIVAS

En el tema del TDAH la medicación es un tema espinoso porque aquí chocamos dos formas de ver el problema, por un lado aquellos que creen que la medicación es la solución más efectiva y por otro quienes pensamos que no es una solución sino tan solo encubrir lo que en realidad seguirá estando allí. Hoy por hoy las medicaciones para el TDAH no son medicaciones que solucionen el problema, no son una pastilla milagrosa que hace que la persona deje de tener el problema sino que por el contrario lo convierten en un enfermo crónico, lo que por sí mismo no es malo, porque hacen su trabajo, lo mismo que pasara por otro lado con las medicinas alternativas puesto que quien venga y me diga que con naturopatia puede curar sin más a cualquier persona con TDAH le diré simplemente que es un mentiroso. En este sentido y se opte por la solución que se opte recomiendo fervientemente a todos que tengan cuidado en manos de quien se están poniendo porque hay gente con formaciones inadecuadas para los trabajos que están realizando. Ni el médico de cabecera será quien para medicar a un niño con TDAH, porque su formación no se lo permite con todo el rigor, ni tampoco una persona con un curso de tres fines de semana es quien para tratar con terapias alternativas. Pidamos antes todo y sea la solución que queramos tomar la que sea, que ante todo quien nos trate y nos ayude sea un profesional.

Respecto de la medicación en la que ahora entraremos hay que tener bien en cuenta, y claro, que ante todo hablamos de medicación y que por lo tanto esto tiene más o menos efectos secundarios, contraindicaciones y demás problemas que nos es conocidos de otro tipo de medicaciones. Es por ello que hay que ir con cuidado. Hay muchos estudios que parecen hechos a favor o en contra y con los que sinceramente les doy una validez relativa, aunque los tengamos en cuenta, dos ejemplos son un estudio que afirmaba que la medicación con un fármaco determinado no podía causar problemas de corazón y otro que afirmaba del mismo medicamento que este causaba brotes psicóticos y tendencia suicida en los jóvenes. Ante este tipo de titulares alarmantes mi opinión es que más vale pasar la página del periódico o continuar leyendo otras noticias, porque a menudo estos supuestos estudios tienen avales sinceramente poco claros.

Para muchos aquí se unen dos campañas que hace tiempo que se vienen moviendo y con las que personalmente coincido bastante y que merece la pena conocer. Por un lado hay una campaña en contra del nuevo DSM V, la versión corregida del manual de diagnostico que he comentado anteriormente, y que al parecer en su nueva versión amplia y mucho las categorías de patologías que se verán etiquetadas. Por otro lado la campaña contra la medicación de los niños. Según estas visiones el problema es que vivimos en una época en que los niños y adolescentes se ven medicados en ocasiones simplemente porque los padres no son capaces de hacer que obedezcan y no porque haya realmente un problema. A quien esto le parezca imposible les diré que hace pocos meses una señora que acudía con un menor con problemas, ante la idea de que era ella la que estaba desestabilizando a su familia respondió marchándose al psiquiatra para que textualmente "medicara al niño" cosa que por suerte este se negó a hacer al tampoco encontrar patología alguna en el. Pero volviendo al tema, la campaña Stop DSM se está moviendo por todo el mundo en contra de la patologización y medicalización sistemática. Como he repetido diversas veces no es lo mismo que el comportamiento de un niño sea puntual a que esto sea algo sistemático y el mismo DSM marca en la mayoría de los apartados un mínimo de 6 meses para diagnosticar una patología, pero el problema que vivimos es que la presión de muchos padres, las explicaciones que no se ajustan a la realidad y médicos que están sucumbiendo a esas presiones, están causando una generación de menores a los que se medica cuando parecen TDAH. El problema no es en sí mismo la medicación sino que está en el hecho de no haber intentado resolver de ninguna otra manera ese conflicto, de no haber tratado lo que podría ser antes de ir a un diagnostico que afectara el resto de su vida, porque aunque necesitaran realmente esta medicación esta estará presente el resto de su vida, puesto que podrían modificar su química para siempre. Dicho esto pues dejar claro que mi postura al respecto es que las medicaciones tienen que venir después de haber agotado todos los recursos por otras vías de tratamiento, y no como complemento a estas, puesto que si modifico el comportamiento de la persona mediante drogas la realidad será bastante difícil de ver.

Básicamente desde la medicina alopática o tradicional se usan dos tipos de medicaciones que son bastante potentes y que en la mayoría de los casos se suelen dar de manera conjunta graduando una con otra que serán, dejando marcas aparte, por un lado los metilfenidatos y por otro las anfetaminas. Estas medicaciones causan la estimulación de ciertas áreas del cerebro que controlan el enfoque, la concentración y el control de los impulsos.

Los metilfenidatos se pueden encontrar en diversas marcas comerciales, cada una con unas preparaciones u otras que los hacen más o menos cómodos en torno a la forma de tomarlas o como se deben de gestionar. Pero lo importante es que cuando hablamos de metilfenidatos está clasificado en el mismo grupo que las anfetaminas, cocaína o speed. De hecho se ha detectado en algunos países que los niños que toman esta medicación la revenden a compañeros que la usan para drogarse. Es de hecho una droga que era popular a principios del siglo XX en algunas partes del planeta. En el caso de su uso para tratar el TDAH lo que se consigue es calmar a la persona que lo padece. También tiene otros usos conocidos como depresiones, dislexias, astenia, obesidad o disfunción sexual. En personas con TDAH con muchos problemas por su enorme dificultad para poder estar en una posición o para centrar la atención lo que hace es atenuar ese nerviosismo propio del síndrome y con ello permitir una mejor calidad de vida.

Las anfetaminas también se podrán encontrar en diversas marcas comerciales y diferentes versiones. En este caso muchas informaciones apuntan a que el efecto de este tipo de medicaciones sobre la enfermedad estarían en una mejoría que duraría entorno a los dos años, porque posteriormente el cuerpo genera tolerancia a la medicación con lo que o se aumenta la dosis a dar a la persona o el efecto tendera a disminuir. En este caso al contrario que en el caso anterior se busca más la activación de la persona pero también buscando el mismo efecto relajante que se ha usado en el primer caso.

Existen otro tipo de medicaciones que se utilizan en la actualidad como puedan ser antidepresivos, ansiolíticos y otros siempre dependiendo del caso y de la patología del paciente. Como dije al principio no siempre es posible evitar este tipo de medicaciones y en ocasiones puede llegar el único remedio para solucionar el problema de la persona, lo que no quita que por otro lado se puedan o no seguir otro tipo de tratamientos. En todo caso este tipo de medicaciones deben de ser recetadas por el Psiquiatra como norma general, puesto que será él quien podrá hacer el mejor diagnostico y seguimiento de ese paciente, coordinar con el psicólogo si se está haciendo algún otro trabajo paralelo y comunicarse con el médico de cabecera para el seguimiento.

* * *

A partir de aquí tenemos otras alternativas terapéuticas naturales que nos podrán dar si bien no una solución, si una ayuda, incluso en personas que están tomando la medicación, siempre informando al médico de aquello que se está haciendo por si en algún momento pudiera haber un cambio de medicación que pudiera ir en contra de lo que se está haciendo.

Primero de todo decir que con respecto a las alternativas que aquí pueda yo nombrar cada uno tiene la opción de probar o no su eficacia, son tan solo un camino, y aunque no puedan aportar estudios que nos den la razón en cuanto a su uso lo importante es saber que existen como opción a tener en cuenta y valorar. Yo aquí voy a valorar cuatro distintas como muestra de lo que se podría hacer que serán el Reiki, la alimentación, el ejercicio físico y la naturopatia.

* * *

Cuando hablamos de Reiki hablamos de una teoría que proviene del hinduismo que trabaja sobre los Chacras como puntos de energía de nuestro cuerpo. Reiki se divide en Rei que significa energía universal y Ki que es la energía vital. En este método se utiliza la canalización de esa energía vital a través de una persona, el terapeuta Reiki, que con una imposición de manos intenta modificar los niveles energéticos del cuerpo que están alterados ya sea a nivel físico para dolores, emocional para problemas, mental para hábitos o estrés, o espiritual en dar por ejemplo paz o equilibrio. Es algo que puede hacer cualquier persona que haya pasado por la iniciación pero que para el tema del TDAH por su complejidad yo recomendaría que fuera un maestro Reiki puesto que la complejidad del problema requiere de una persona experimentada en el uso de las técnicas y del trabajo de canalización. El trabajo con Reiki en este tipo de problema se funda en la idea de que la persona tiene un sistema nervioso hipersensible y desordenado, y por eso presenta frecuentes problemas de ansiedad, desorganización y integración, y por eso el trabajo con Reiki lo que hace no es juzgar a la persona ni buscar las causas sino trabajar en corregir el comportamiento problemático aportando a la persona dosis de tranquilidad. El Reiki suele dar respuestas de manera inmediata y los efectos son rápidos después de una sesión y no tenemos que esperar meses a ver el efecto.

* * *

Otra de las opciones que se aporta en este sentido es el de la alimentación alternativa. Siendo sincero para mi es una de las que tengo que decir que cuando he visto personas que la usan tienen unos cambios que aunque profundos suelen ser lentos y no siempre tan espectaculares como se esperaría, pero sí que es cierto aquel dicho que somos lo que comemos y que para determinadas patologías es importante tener esto en cuenta, no somos la solución milagrosa, pero si como un factor más a tener en cuenta. De hecho tenemos que tener en cuenta que esta dieta seria buena para todos como norma general, pero más importante en los menores que toman medicación para el TDAH. En la alimentación se recomienda evitar aquellos alimentos que pueden agravar los síntomas de la hiperactividad, pero que si la evitación de estos alimentos no funciona lo mejor que podremos hacer es volver a la alimentación normal. Los alimentos a evitar son los que contienen alergenicos, conservantes y colorantes artificiales, es decir intentar que la alimentación sea antes que nada natural, evitar también los azucares de todo tipo, incluida la miel. Por otro lado se recomienda comer frutas, verduras y alimentos con Omega 3 como podría ser por ejemplo el pescado.

* * *

Por lo que respecta al ejercicio físico este es muy recomendable para todas las edades puesto que son muchas las patologías que vienen causadas por la falta del mismo y porque es muy necesario para nuestro organismo como mínimo unos veinte minutos al día, aunque sea andando, y más importante es todavía en la época infantil donde se está desarrollando. En este sentido hay centros que aplican el tatami como espacio de colchonetas donde se pueden hacer trabajos de lateralidad y coordinación psicomotriz, juegos de equipo o ejercicios de relajación. En este tipo de trabajos hay que tener presente la tipología de la problemática que tenemos delante y por lo tanto es recomendable que los monitores sean personas que conozcan el síndrome y puedan trabajar con él.

* * *

Desde el punto de vista de la naturopatia se utilizan diversos mecanismos de trabajo según el profesional ante quien nos encontremos. Podemos encontrarnos que utiliza por ejemplo la kinesiología con frases sanadoras, con movimientos corporales y con un trabajo energético que recuerda mucho el del Reiki para el profano en el tema. También se utiliza el tema de la alimentación que ya hemos comentado como método de cambio profundo en el organismo y en su química. Quedaran dos vías que serán la homeopatía y las flores de Bach.

* * *

Al hablar de la homeopatía todos sabemos que podemos ir a la farmacia y pedirlas sin más, pero yo lo que hago con mis pacientes es recomendarles hablar con el naturópata y que este con más conocimientos y experiencia marque cuales serán las mejores vías a tratar. Para quien no lo conozca la homeopatía, de manera genérica, se fundamenta en pequeñas dosis de venenos para tratar la enfermedad. Así pues aquí podemos utilizar algunos de estos remedios para tratar cada uno de los síntomas que puedan aparecer: -

-Anacardium para la autoestima.

-Argentum nitricum si tenemos un niño impulsivo, anticipativo y excitable.

-Aurum metallicum para las reacciones de violencia e ira.

-Chamomilla para los más caprichosos.

-Coffea para la hiperactividad con euforia.

-Hyosciamus para los que hacen tonterías.

-Medorrhium para los más inteligentes aunque hiperactivos.

-Nux vómica para los más instintivos y deseosos de placer.

-Stramonium contra impulsos destructivos.

-Tarentula para los inquietos y desbordantes.

-Tuberculinum para el que todo lo altera buscando satisfacción.

-Veratrum álbum para los más soñadores.

Como veis no es fácil decidir cuál de ella merece la pena tomar o no, en todo caso yo recomiendo el naturopata que nos oriente y posteriormente hacer una prueba para ver la eficacia o no del tratamiento, que si funciona bien dará resultados en una semana o quince días.

* * *

Por último la vía más popular en los últimos tiempos para mucha gente son las flores de Bach, que hay que tener en cuenta que normalmente contienen en su preparación una mínima dosis de alcohol para evitar el deterioro del preparado, pero que en el caso de menores se preparan sin alcohol y se guardan en la nevera para evitar su deterioro. Al igual que la homeopatía puede usarse en combinación incluso con la medicación, si se está tomando. Mi experiencia en este sentido me dice que funciona de manera rápida y que los cambios son notables, aunque hay que avisar a los padres que no es lo mismo cuando hay que bajar de un nivel para entendernos de 10 a 0, siendo 0 la normalidad, que cuando esta bajada es de 3 a 0, en que los cambios son normalmente menos llamativos. En este caso se usarían:

-Clematis para la falta de concentración y distracción.

-Cherry plum para falta de concentración y nerviosismo.

-Impatiens para el que se enfada con facilidad.

-Larch para la falta de confianza y sentimientos de inferioridad.

-Verberna para la hiperexcitación y el entusiasmo excesivo.

ESTUDIOS SOBRE EL TDAH. EN BUSCA DEL ORIGEN.

Hoy por hoy existen muchísimos estudios que están trabajando sobre el Tdah, en especial sobre lo que respecta a su origen. Así pues en este apartado quería hacer una recopilación de algunos de ellos como muestra de a donde se dirigen y cuales están siendo algunas de sus conclusiones. También vemos estudios que son como mínimo curiosos en cuanto a su relación entre otras patologías y el TDAH

LOS FILTROS DE NEURONAS

El equipo de investigadores de Julio Martínez Trujillo de la Universidad McGill de Canadá ha estado trabajando sobre las anomalías conductuales que se aprecian en individuos que presentan problemas en determinadas células de la corteza prefrontal. Este estudio viene a raíz de lo que ya se piensa hace años, y es que en determinados trastornos, como el TDAG, el síndrome de Tourette, el trastorno obsesivo compulsivo y la esquizofrenia tienen que ver con los problemas en este área del cerebro. Si sabemos que los comportamientos de inhibición, impulsividad y conductas inapropiadas tienen su origen en esta zona de nuestro cerebro pero aun necesitamos mejorar los diagnósticos.

Martínez Trujillo y sus colaboradores han identificado que algunas neuronas de la región dorso lateral de la corteza pre frontal encargadas de seleccionar la información visual importante podrían ser el foco del problema. Estas neuronas que hacen de filtros de la información, descartando lo importante de lo que no lo es, podrían estar bloqueando demasiada información y haciendo que el cerebro no reciba la información que es importante. Si tenemos en cuenta que de todo lo que percibimos tan solo procesamos el 1% de esa información y el resto es automáticamente descartado, puesto que la capacidad del cerebro es limitada, una disfunción en este trabajo tan selectivo provocaría algunos de los síntomas de estas patologías.

TDAH Y CONSUMO DE DROGAS NO TIENEN RELACIÓN

Si bien es cierto que las drogas producen problemas de impulsividad, los científicos de la universidad de Vermont han podido determinar que los procesos que se siguen en nuestro cerebro son distintos.

El doctor Robert Whelan utilizo con 2000 adolescentes un test de la señal de detección, que permite investigar la capacidad de inhibirse o autocontrolarse de una persona. En este test las personas que consumen drogas o que padecen TDAH tienen tiempos de respuesta más largo de lo normal. Pero durante las pruebas se pudo ver que las redes neuronales que se activan son distintas en uno u otro caso.

Lo que concluyen los investigadores también de esto es que aunque no hay relación directa entre el TDAH y el consumo de drogas, y que no tendría que existir, más allá de la impulsividad propia de los adolescentes que forma parte del desarrollo normal hacia la edad adulta.

Relación entre el llanto de los bebes y los problemas de comportamiento.

Una investigación que aparece en la revista Archives of Disease in Childhood nos habla de un estudio que relaciona el llanto de los bebes, en concreto los que han tenido llanto excesivo con un mayor riesgo de tener problemas de comportamiento más adelante, y entre ellos el de padecer TDAH.

Aunque el estudio se hizo sobre 17000 niños hay que tener en cuenta según los propios investigadores que el llanto excesivo no siempre es un indicativo porque hay la posibilidad de que el bebe haya estado padeciendo algún tipo de patología que justifique ese llanto.

En total en los últimos años se han hecho hasta 22 estudios que han llegado a conclusiones similares, mientras que otros también encontraron relaciones en los problemas para comer y para dormir.

Al respecto de esto la mayoría de profesionales creen que lo que hay que hacer es una mayor atención sobre esos bebes, y que esta falta de atención y no el llanto podría ser una explicación a ese riesgo, que algunos aumentan en un 100% sobre la población general.

RELACIÓN ENTRE EL TDAH Y LA DEMENCIA DE CUERPOS DE LEWY

Según un estudio publicado en la European Journal of Neurology, un estudio con adultos con TDAH dio como resultado que tenían tres veces más posibilidades de tener demencia con cuerpos de Lewy (DCL) frente a los que no padecen TDAH.

Para llevar a cabo el estudio lo que hicieron fue usar a personas con probable DCL, leve o moderada, personas con Alzheimer, y lógicamente un control con personas sanas.

Los resultados fueron que el 47,8% de los pacientes con DCL presento síntomas previos de TDAH, un 15,2% en los de Alzheimer y un 15,1% en los del control que no padecían de nada.

Hay que decir que aunque la demencia de DCL es un 5% del total, se considera que esta infra diagnosticado y que podría estar afectando hasta un 10% del total de las demencias.

DIFICULTADES DE APRENDIZAJE DEL LENGUAJE EN EL TDAH

Casi la mitad de los menores con TDAH tienen problemas en el aprendizaje de la lectura, de la escritura y de las matemáticas. Aun así parece que no es un tema demasiado estudiado todavía.

Brock y Knapp hicieron una investigación con un grupo de estudiantes con y sin TDAH y ya vieron esta deficiencia en los que tenían TDAH. Lo mismo pasó en estudios con los investigadores Ghelani y Miranda, usando diferentes medios para valorar la comprensión de los textos, encontrando las mismas dificultades.

Lo que no conozco es si hay son estudios sobre si estos problemas están o no presentes y en qué medida se reducen en menores medicados.

ORIGEN GENÉTICO DEL TDAH

En la universidad de Cardiff descubrieron que menores con TDAH tienen duplicados segmentos de su ADN o que les faltan determinados segmentos de ADN.

Los investigadores han encontrado además que hay relación entre estos fragmentos y las variantes genéticas relacionadas con el autismo y la esquizofrenia. Concretamente esto estaría en fragmentos del cromosoma 16.

Llegan a la conclusión de que los cerebros de niños con TDAH son diferentes a los cerebros de otros niños. Así pues con ello Anita Thapar, como directora de la investigación, espera que con esto se elimine la estigmatización de la enfermedad.

Lo importante del estudio seria ver que la causa no es ambiental o alimenticia, sino que hay una predisposición genética a padecer la patología (aunque hay que tener en cuenta que otra cosa son que haya o no desencadenantes).

CONTAMINACIÓN Y TDAH

Ya en 2009 se hizo un estudio científico coreano en que se estudio la vinculación del TDAH con las concentraciones de Ftalatos en plásticos, juguetes, y productos de limpieza entre otros.

En los últimos años por estos mismos riesgos la Unión Europea ha procedido a la prohibición de determinados compuestos, incluso tintes para ropa de niños, que se creía que podían ayudar a disparar un TDAH y acrecentar sus síntomas.

El problema es que finalmente la contaminación no es solo causa de este, sino de otras muchas patologías, por lo que evidente que los tóxicos en nuestra vida nos afectan a todos, pero que en niños más sensibles estos problemas son más importantes.

TRES VIDAS MARCADAS POR EL TDAH

Me gustaría aquí añadir la mención a tres casos distintos que han tenido que ver con el TDAH y con las consecuencias que esto ha tenido, para lo que he buscado a tres personas, de las que lógicamente no daremos su identidad y de las intentaremos resumir su caso personal y como ha vivido con el síndrome.

JUAN 33 AÑOS.

Juan actualmente tiene un trabajo y una familia con hijos. Mantiene un trabajo de conductor de una empresa de congelados y se dedica al reparto.

Cuando nos referimos a su infancia, él la describe como muy problemática, y su hermano (que le acompaño a la entrevista) me explica que él era un chico movido y a veces maleducado, que era muy difícil de convivir con él y que su autocontrol (como lo define su hermano) era nulo. Cuando lo define el mismo lo que cuenta es que recuerda que no podía parar quieto y que siempre estaba corriendo, cosa que le resulta divertida, mientras que cuando pasamos a la escuela, aquí se le borra la sonrisa de la cara y recuerda que siempre estaba castigado por un profesorado que no sabía entender que le pasaba, y que cuando hablaban o explicaban las cosas en clase no se enteraba de nada, que tenía la impresión de no poder prestar atención, y que todo se le hacía muy lento para él. Así que aunque por lo que respecta a los amigos fue una etapa feliz, todo lo contrario por lo que respecta a la escuela. Fracaso en sus estudios y a los 14 años empezó a trabajar en diversas empresas, aunque no consiguió aguantar el trabajo mucho tiempo.

Sin que sirva de ejemplo, Juan se engancho a los porros a los 14 años, y digo sin que sirva de ejemplo porque a menudo se ha querido relacionar el TDAH con este consumo. En este caso su adicción a las drogas empezó por los amigos con los que se juntaba y posteriormente ya era una adicción que formaba parte de su vida y a la que él le dio la justificación de que era porque le hacía estar mejor y más tranquilo, aunque de nuevo su hermano es quien nos dice que no es cierto, y que esto es falso, que lógicamente esteba más agresivo, despistado e inatento que nunca, pero eso lógicamente es algo que él no era consciente que estaba haciendo.

Sus problemas continuaron, puesto que Juan no ha sido nunca realmente diagnosticado hasta ahora, aunque él cree ahora que lo que tenía era justamente este trastorno. Esto con los relatos de él y de su hermano me quedo bastante claro, porque de hecho aun ahora es de los pocos casos en que he visto que los síntomas aun hoy en día persisten, aunque el mismo de alguna manera ha sido capaz de manejarlos y de controlarlos.

Aunque consiguió tener pareja en diversas ocasiones, siempre han sido parejas con las que ha tenido problemas. El hecho es que sus parejas no han sabido adaptarse a un ritmo de vida que era demasiado rápido para ellas, y no ha sido hasta ahora, en que ha encontrado a una chica muy comprensiva con él con la que ha conseguido tener una relación estable. Aun así cuando conocí a Juan fue precisamente porque su problema estaba causando problemas de pareja.

En este caso Juan ni se planteo el tema de la medicación, a la que después de conseguir las drogas es absolutamente contrario por lo que esto representa en su caso. Eso si pudimos hacer un trabajo de fondo aprendiendo a gestionar y dirigir su energía de manera positiva. El hecho de evitar ahora las videoconsolas a las que estaba muy enganchado, evitar el alcohol y ejercicios de relajación le han ayudado a controlar sus síntomas. También este trabajo y los trabajos hechos en la relación de pareja han hecho que el consiga mejorar en general su estado. Ahora la aparición de síntomas es muchísimo menor y hemos dejado el seguimiento viendo que ya no necesita de mi ayuda.

En este caso pude ver los resultados de una persona a la que no se le había tratado nunca su problema, y que por lo tanto ha tenido que sufrir el peor lado de la sociedad con respecto al TDAH puesto que ni en el caso de la familia, de la que no comento pero que le dieron bastante de lado, ni por el lado del trabajo donde ha pasado muchos años saltando de uno a otro sin continuidad y sin ser capaz de mantener un ritmo de trabajo, hay que decir que ahora le funciona porque trabaja haciendo repartos y esa libertad le ayuda mucho, y por parte de un sistema educativo que sigue sin estar preparado para estos casos, pero que en hace unos años era absolutamente impermeable a este tipo de problemas y simplemente el diferente podía sentirse marginado o era directamente definido como el raro de la clase.

JOSÉ 17 AÑOS

José acudió en su momento por sus problemas de conducta, no por su propia voluntad sino por la de su madre que estaba cansada de su comportamiento, de los problemas y de lo que ella definía como pasotismo frente a los estudios.

En este caso José había sido diagnosticado años atrás y estaba en ese momento medicado por un TDAH con impulsividad, aunque esta no había conseguido controlar sus síntomas. El no estaba de acuerdo con tener que tomar la medicación, pero su madre como tutora quería que la tomara.

El comportamiento con él era de continuas llamadas de atención. Si la madre decía a las 10 él venía a las 12 y si decía a las 12 aparecía a las 2 de la mañana. También si ella dejaba comida preparada, porque los niños iban a comer a casa pero ella no, el se comía cualquier otra cosa distinta de la nevera que no fuera la comida preparada por la madre, alegando que no sabe cocinar y que es mala ama de casa.

En este caso cuando empezaron a contarme el caso me di cuenta que lo que la madre me contaba es que siempre respondía gritando porque decía perder los nervios. El padre no hacia su papel porque permitía que fuera siempre ella la que tomara el control. Los dos niños más pequeños de la familia de 10 y 12 años se mantenían al margen de estas discusiones, pero también al margen de la madre y hacían su vida dentro de lo posible.

El comportamiento de la madre era de un estrés brutal por temas de trabajo que estaba trasladando a esos menores y a todo el entorno familiar, por lo que este era un problema a solucionar.

Este era un caso de aquellos que comentaba antes que el problema no está tanto en el menor como en su entorno. El comportamiento de la madre, ya no solo por su estrés, sino por una falta de criterio en las normas, por una falta de orden y de rutinas adecuadas, estaba afectando al hijo afectado por TDAH.

Cuando se convenció de la necesidad de cambiar esas rutinas y esos roles en casa, la casa mejoro mucho. Pero también el padre al fin se implico en el sistema tomando su rol y llevando de manera coordinada con la madre la gestión en casa.

Una vez asumidos todos los roles adecuados los problemas se solucionaron totalmente y ahora el niño ha mejorado su comportamiento, y es que no solo era cuestión de dar una medicación, porque en la escuela si estaba mejorando, sino que además había que modificar la casa para conseguir el efecto completo. Por parte de la escuela a la que no he mejorado se había hecho un excelente trabajo y había una total implicación del profesorado en ayudar al menor.

VÍCTOR 10 AÑOS

En este caso estábamos ante un chico con graves problemas de comportamiento tanto en la escuela como en casa. Según la primera demanda de la madre se trataba de ver que podíamos hacer para mejorar el comportamiento del menor en especial en casa.

Este chico tenía como antecedentes el estar diagnosticado desde los 4 años de TDAH. En ese momento estaba medicado, y aunque esto le calmaba tenía muchos problemas de relaciones en la escuela con los otros compañeros y con sus padres en casa.

Por parte de la escuela contactamos con ellos y nos contaron las inquietudes que tenían, así como los problemas que se encontraban habitualmente en el aula, teniendo en cuenta que además ya estaba en una unidad de soporte educativo y con el apoyo de los servicios psicológicos de la escuela. Nos contaron que el menor actuaba de manera violenta en el patio, que no respondía a las normas ni a las limitaciones. La respuesta era nefasta ante las esperas, puesto que esto podía causar ataques de cólera del niño. También tenía las mismas respuestas en caso de negación de sus intenciones.

En casa también habían dejado simplemente que mandara él, sin ningún límite. Pasaba muchas horas entre la consola y la televisión y ningún tiempo en otro tipo de actividades más relajantes.

Tanto el padre como la madre mostraban un altísimo estrés y ansiedad por el comportamiento de su hijo. No creían en las posibilidades de cambio de su hijo y eso se lo estaban transmitiendo de alguna manera a él.

Primero de todo el trabajo fue con los padres para que cambiaran la actitud hacia el hijo, demostrándole que creían en el. También se trabajo en las normas en casa, gestionando con el menor los limites que tenía que tener y que este acepto incluso más rápidamente que sus padres, que aunque no estaban convencidos dieron el paso de ponerse al trabajo. También se limito los horarios de televisión y videoconsolas. Para evitar esto último y dado que el menor estaba muchas horas solo se les busco a una persona que pudiera ocuparse del niño en esas horas que los padres no estaban, que era desde el mediodía hasta media tarde y que así le ayudaría a tener la atención necesaria. Aunque a muchos les pueda resultar llamativo que él estuviera solo, de hecho había una abuela que estaba con él, pero el estado de esta era muy malo y por lo tanto no podía hacer prácticamente nada más que sentarse y ver.

Directamente con el trabajamos sobre los comportamientos en la escuela. Estuvimos trabajando sobre la tolerancia y la gestión de las amistades y poco a poco conseguimos resultados.

En estos momentos aun seguimos trabajando, pero los resultados son prometedores y ha mejorado mucho tanto su autoestima como su capacidad de relación con el entorno.

CONCLUSIONES

He intentado en estas páginas explicar lo más claramente y simplemente posible lo que es y lo que no es el TDAH, así como marcar las pautas para tratarlo y dar las diferentes opciones terapéuticas, y explicar por ultimo brevemente tres ejemplos de casos en los que he trabajado en diferentes momentos.

Es un tema complejo que todavía tiene muchos flecos pendientes y muchos puntos por resolver en cuanto a su origen y en cuanto a su funcionamiento a nivel cerebral. Existen muchos estudios sobre el tema y aunque la mayoría de los investigadores creen que hay una base claramente génica, esto no explica todo su funcionamiento, ni todos los casos, por lo que queda mucho por estudiar.

Espero que haya quedado claro también la importancia de la implicación de la escuela y de la familia para poder ayudar a los afectados por el síndrome. Los cambios que se hacen en estos espacios tienen una eficacia muy importante.

Personalmente estoy en contra de la medicación tal como está hoy en día planteada, y prefiero utilizar todos los medios a mi alcance para poder tratar el caso sin tener que llegar a ello, porque creo que drogar a un menor sin necesidad extrema de tener que hacerlo es un problema, porque es algo que podrá durar muchos años y que a buen seguro causara problemas antes o después.

Con los diagnósticos creo que hay que ser muy cuidadoso porque como hemos visto hay muchísimos opciones parecidas al TDAH que no son, y eso no solo causa como problema el no tratar lo que realmente pasa, sino que además estaremos tratando un trastorno que no tiene. De la misma manera es cierto que hay afectados por el síndrome que quedan sin diagnosticar por esa falta de interés sobre ellos, porque simplemente como el caso de Juan se les da por imposibles y nadie hace nada por ellos.

Quiero también agradecer a todos los que me han asesorado y dado su opinión sobre cómo dirigir y orientar estas páginas y en especial a mi pareja Carmen por darme el apoyo necesario para escribir estas páginas.